DES

TROUBLES FONCTIONNELS DE LA VISION

DANS LEURS RAPPORTS

AVEC LE SERVICE MILITAIRE

PARIS. — IMPRIMERIE DE E. MARTINET, RUE MIGNON, 2.

DES

TROUBLES FONCTIONNELS DE LA VISION

DANS LEURS RAPPORTS

AVEC LE SERVICE MILITAIRE

MÉMOIRE

LU A L'ACADÉMIE DE MÉDECINE LES 15 ET 22 JUIN 1875

PAR

M. le docteur GIRAUD-TEULON

Membre de l'Académie de médecine
Ancien élève de l'École polytechnique

PARIS

G. MASSON, ÉDITEUR

LIBRAIRE DE L'ACADÉMIE DE MÉDECINE

PLACE DE L'ÉCOLE-DE-MÉDECINE

1875

DES

TROUBLES FONCTIONNELS DE LA VISION

DANS LEURS RAPPORTS

AVEC LE SERVICE MILITAIRE

I

Introduction.

Messieurs, les circonstances sérieuses que traverse en ce moment notre pays, les préoccupations qui s'attachent aux efforts de réorganisation des armées sur toute la surface de l'Europe, donnent à l'étude de toute question ressortissant à ce grave sujet une opportunité et un intérêt qu'il serait difficile de contester.

Or, parmi ces questions, il nous a paru que celle qui a pour objet l'étude des rapports de la fonction visuelle avec le service militaire pouvait être considérée comme des plus importantes, et peut-être, ainsi qu'il ne sera que trop facile de le reconnaître dans la suite de ce travail, l'une des moins élaborées jusqu'à ce jour. A ce double titre, nous ne croyons pas faire œuvre indifférente ou déplacée en appelant sur elle l'attention de la première assemblée médicale du pays. Les considérations que nous avons récemment entendu présenter dans cette enceinte avec une grande autorité par plusieurs de vous, messieurs, sur le rôle de l'Académie comme intermédiaire naturel entre la science et l'administration supérieure et le gouvernement lui-même, serviront d'excuse à mon intervention; je puis même dire qu'en les écoutant j'ai cru trouver en elles une sorte d'appel pour les communications du genre de celle qui va suivre.

L'opportunité à laquelle répond ce travail est même assez

1

généralement reconnue pour avoir, en des pays voisins, éveillé également l'attention.

Nous rencontrons, en effet, dans le programme des travaux proposés au Congrès international des sciences médicales pour 1875, programme récemment distribué aux membres de l'Académie, la même question inscrite, et presque dans les mêmes termes.

Cette étude se divisera en deux parties : la première aura pour objet de réunir les éléments propres à conduire à l'établissement par les autorités compétentes des coefficients visuels afférents aux différentes catégories qui composent l'armée nouvelle, à savoir :

Le service actif ou armé, chez le simple soldat.

Les cadres ou les éléments de leur formation dans l'avenir.

L'armée territoriale.

Les services auxiliaires et spéciaux de l'armée.

Dans la seconde, nous nous occuperons des méthodes de détermination ou de mesure à adopter dans la pratique pour opérer ces classements. Qu'il s'agisse de déjouer la dissimulation, ou de prévenir l'erreur, nulle comparaison ne peut être établie entre les moyens de diagnostic mis par la science actuelle au service de l'art et ceux consacrés par la tradition. Et nous devons avouer qu'il nous a paru que ces derniers n'avaient point encore fait aux nouvelles méthodes d'exploration et d'analyse toute la part qu'elles méritent d'occuper dans les examens officiels.

Il est entendu d'ailleurs que, dans tout ce qui va suivre, nous ne nous occuperons aucunement des lésions oculaires apparentes ou portant sur les tuniques extérieures, et qui forment le tableau classique des maladies chirurgicales de ces organes.

II

Des qualités visuelles à exiger du soldat soit dans le service actif,
soit dans les services auxiliaires.

Ce titre semble résumer assez exactement la proposition qui doit servir de base à cette étude pratique.

Quel degré de vision doit-on exiger du soldat soit en campagne, soit dans les services auxiliaires. Le service actif ou armé doit-il supposer, à priori, la possession d'une vue parfaite? Dans le cas contraire, quelle limite lui fixera-t-on? Quelles seront celles qui devront différencier chaque classe de l'armée nouvelle?

Eh bien, la lecture de la loi de réorganisation, ou plutôt celle de l'instruction ministérielle rédigée pour son exécution, laisse ces questions de principe dans la plus grande indétermination. Nous pourrons même ajouter que de véritables contradictions s'y rencontrent, par exemple entre l'exposé des motifs ou préambule et le dispositif ultérieur. Ces diverses parties ne semblent pas émaner de la même plume.

Nous trouvons par exemple au début, premier paragraphe, intitulé : *Des conditions requises pour l'admission dans l'armée.* « Tout homme, etc... doit jouir de la *plénitude* de ses facultés *physiques* et intellectuelles. »

Plus loin nous lisons : « On devra choisir pour l'*infanterie* les hommes les mieux doués sous le rapport de l'agilité, *de la vue,* en un mot, de l'harmonie qui doit exister entre toutes les fonctions, conditions requises, en particulier, pour le service de chasseurs ou de tirailleurs, et, ajouterons-nous, de la marine. »

Puis viennent l'*artillerie* et le *génie* pour lesquels l'instruction exige encore une *excellente vue.*

Mais quand nous arrivons au dispositif, nous trouvons (art. 45, 46-50 du tableau qui résume les causes d'*inaptitude* pour le service *actif ou armé*) :

L'amblyopie ou réduction de l'acuité visuelle à *un quart;*

La myopie à *un quart;*

L'hypermétropie au sixième, ou plutôt, en nous mettant avec empressement dans l'esprit de la circulaire, et éliminant spontanément une confusion de rédaction, une myopie d'un cinquième et non d'un quart (1).

On le voit, il y a ici un conflit; car si, dans le préambule, le

(1) Nous marquons ici notre intention formelle d'éviter toute critique qui ne porterait pas sur le fond réel des choses et se saisirait des *lapsus.* Nous essayons partout de nous mettre dans l'esprit même de la circulaire. Or, dans l'exemple ci-dessus, c'est bien le chiffre de 1/4 qu'elle écrit; mais comme, dans un second tableau, elle affecte aux services auxiliaires les myopies de 1/4 à 1/5, nous prenons tout de suite ce dernier coefficient, qui est bien évidemment celui que la circulaire entend fixer.

Conseil de santé paraît, et avec raison selon nous, réclamer l'acuité parfaite pour le service actif en campagne, dans le dispositif, il semble, au contraire, admettre pour ce service des infériorités visuelles d'un degré trop élevé pour ne pas exiger un supplément de recherches, et plus élevé assurément que ne se le représente le Conseil lui-même.

Avant d'aller plus loin, il convient donc de définir les différents attributs de la fonction visuelle et les termes de comparaison ou de mensuration qu'elle comporte.

Ainsi il n'est pas jusqu'à cette expression, si simple en apparence, « une excellente vue », qui caractérise en cet ordre de faits la plénitude des qualités physiques requises avec raison par le Conseil de santé, qui ne comporte elle-même une définition précise. Car l'analyse scientifique de cette qualité y fait reconnaître deux éléments très-distincts, que le public confond souvent, et qu'il importe ici, plus qu'en toute autre occasion, de très-expressément délimiter.

L'expression « excellente vue » s'applique, en effet, à la fois, et à la portée et à la délicatesse de la fonction; elle embrasse aussi bien la vue du sauvage ou du chasseur fouillant au loin l'horizon, que celle du myope déchiffrant à la clarté de la lune les caractères d'une édition diamant.

Il nous faut donc décomposer cette caractéristique, « excellente vue », trop compréhensive pour se prêter aux méthodes classiques de mesure, et lui substituer ses deux facteurs, — la portée visuelle et l'acuité de perception, — qualités toutes les deux très-exactement mesurables.

Or, qu'entend-on d'abord par portée et acuité de la vue?

1° *Portée de la vue.* — Quoique l'expression *portée de la vue* n'exige pas de longs développements, et que chacun ait expérimentalement la notion parfaitement claire des *vues longues* et des *vues courtes*, il convient cependant d'en rappeler la définition précise.

La portée *normale* de la vue chez un sujet physiologiquement constitué (emmétropie) se fonde sur les propriétés suivantes de l'appareil visuel :

En l'absence de tout effort ou tension volontaire du sujet, les objets situés à l'horizon sont vus par lui *nettement;* ce qui revient à dire que les faisceaux de rayons *parallèles* que ces objets envoient vers l'œil forment tout naturellement leur foyer sur l'écran sensible ou rétine.

Lorsque, dans un œil, ces rayons parallèles forment (toujours en l'absence de tout effort du sujet) leur foyer *avant* de rencontrer la rétine, le sujet est doué d'un *excès* relatif de réfraction, excès désigné sous le nom de *myopie*.

Quand ce même foyer se forme, au contraire, en arrière de la rétine, il y a insuffisance ou *déficit* relatif de la réfraction, condition qui a reçu le nom d'*hyperopie* ou hypermétropie.

La mesure de la quantité de réfraction existant chez un sujet donné, ou de la portée de la vue, étant du ressort de l'optique proprement dite, dans ses rapports avec la physiologie, nous renverrons le lecteur à tous les traités techniques traitant cet important sujet.

La conception de la délicatesse de perception, sous le rapport de la mesure, mérite au contraire quelques développements.

Cette qualité, qui a reçu le nom « d'*acuité visuelle* », est celle dont les différents degrés s'apprécient exclusivement, et sans considération de la portée ou de l'état de la réfraction, par la dimension du plus petit objet, qui, à une distance donnée, peut être perçu nettement. L'acuité est d'autant plus élevée ou parfaite que, pour cette distance quelconque, le plus petit objet perçu est plus petit.

On peut rendre saisissable la différence fondamentale qui existe entre ces deux facteurs essentiels de la vue, la portée et l'acuité, par l'exemple suivant, facile à rencontrer.

Voici deux sujets qui vont, tous les deux, lire couramment un même *plus petit* caractère à 33 centimètres de distance. Mais le premier (presbyte, supposerons-nous) ne peut continuer la lecture si l'on rapproche le livre, l'autre, myope, en devient incapable au contraire si on l'éloigne. A un même degré d'*acuité visuelle* correspondent, dans de tels cas, des portées de la vue absolument différentes.

En ce qui concerne ce second attribut de la vue, l'acuité de perception, nous devons, comme pour le chapitre des anomalies de la réfraction ou de la portée de la vue, renvoyer le lecteur aux traités spéciaux. Cependant, comme ce dernier sujet est moins généralement connu que le premier, et que l'idée mère qui lui sert de principe peut offrir quelque avantage pour les

travaux des commissions dont nous réclamons plus loin l'institution, nous rappelons sommairement en ce lieu les notions
générales qui servent de base au système de mesure de l'acuité
visuelle.

De l'acuité visuelle et des moyens de la mesurer. — La définition
que nous venons de donner de cette qualité de la vue : « *le plus
petit objet perceptible à une distance donnée* », suffisante pour indi-
quer l'ordre de faits qui doit ici fixer l'attention, ne suffit plus
dès qu'il s'agit de l'établissement d'une comparaison numérique
ou mesure.

Pour épargner votre temps, messieurs, nous passerons par-
dessus l'historique de cette délicate question et formulerons
tout de suite les conditions qui doivent répondre à l'idée de
plus petit objet perceptible, du *minimum visibile.*

Cette idée, en effet, ne s'applique pas, comme on l'a compris
longtemps, au plus petit objet « isolé » qu'on peut *percevoir*
jusqu'à un moment donné, à des distances progressivement
croissantes ; mais à la possibilité de *distinguer* nettement les
uns des autres, et les compter par exemple, plusieurs petits
objets (trois ou quatre) de même dimension, séparés les uns des
autres par des intervalles clairs, égaux à eux-mêmes.

Par là on est certain qu'au moment où ces objets cessent de
pouvoir être nettement distingués avec leurs intervalles, chaque
image individuelle *couvre entièrement l'élément rétinien primitif
et ne recouvre que lui.* C'est là la caractéristique. Quand Weber
a voulu connaître l'étendue du rayonnement de la sensibilité
tactile dans les différentes régions de la surface du tégument
humain, il n'a point établi ses expériences en cherchant la
limite d'étendue superficielle du corps étranger dont le contact
peut être ressenti par notre peau ; non, il a compris que pour
déterminer les limites de réaction sensible de l'épanouissement
d'un filet nerveux isolé, il fallait délimiter les territoires propres à deux filets nerveux contigus. Il a donc pris un compas
et noté l'écartement *minimum* à donner à ses deux pointes mises
en contact avec la peau et propre à procurer la sensation *dis-
tincte* des deux pointes.

Pour mettre la rétine dans les mêmes conditions, il fallait
donc choisir pour objet de visée deux ou plusieurs traits noirs,
déliés, égaux entre eux et séparés par des intervalles clairs de

dimension égale à la leur. En éloignant alors graduellement le tableau de l'œil, il arrive un moment où les barres noires, en petit nombre, trois ou quatre, ne peuvent plus être comptées, où elles se fondent en une teinte grise, tandis que quelques centimètres plus près, l'œil les *distingue* encore parfaitement, ainsi que les intervalles clairs de séparation. On est donc assuré qu'entre ces deux distances très-rapprochées, chaque image commence à déborder l'élément primitif, et l'expérience apprend que cette limite est presque la même chez tous les sujets doués d'une vue normale.

Cette limite correspond à un *angle visuel d'une minute d'arc*, mesurant sur la rétine une étendue linéaire d'environ $0^{mm},005$. C'est celle qui avait été fixée dès le milieu du siècle dernier par Porterfield, dont les beaux travaux avaient été oubliés. C'est aussi sur cette base, retrouvée à nouveau après avoir été perdue depuis un siècle, qu'ont été construites les échelles typographiques de Snellen et les nôtres. Ces échelles, adoptées aujourd'hui comme étalons pour la détermination comparative de l'acuité visuelle, sont formées de caractères d'imprimerie assemblés pour la lecture courante, et disposés en série régulièrement progressive.

Dans tous les numéros la partie pleine de chaque trait est, horizontalement, d'une dimension sensiblement égale à celle des intervalles clairs. La progression a pour unité ou raison géométrique l'intervalle $0^{mm},1$ qui, à 33 centimètres ou un pied (ancien système) de distance, sous-tend un angle visuel de *une minute*, ou répond sur la rétine à une image de $0^{mm},005$.

Le n° 2 présente une dimension double, le n° 3 une dimension triple, et ainsi de suite : de telle sorte qu'à une distance mesurée (en pieds) par le numéro du caractère, le même angle d'une minute est toujours sous-tendu par l'objet visé.

Ainsi le n° 20 dans lesquels les blancs et les noirs de la lettre *m*, par exemple, mesurent chacun 2 millimètres, sous-tend, à 20 pieds, le même angle visuel d'une minute que présente le n° 1 à un pied de distance; et ainsi des autres.

Pour obtenir le chiffre de l'acuité visuelle d'un sujet dont la portée de la vue est normale, ou a été rendue telle par le verre approprié, on n'a qu'à lui faire lire dans l'ordre décroissant, à la plus grande distance possible, les caractères successifs de l'échelle. Le caractère auquel il s'arrêtera indiquera « le *minimum visibile* » pour cette distance.

Dans ces épreuves, l'acuité pour un même « minimum *visibile* » croissant proportionnellement à la distance et, pour une même distance, décroissant au contraire proportionnellement à l'accroissement du « *minimum visibile* », a pour mesure la distance D *divisée* par la dimension du « *minimum visibile* », représentée ici par le numéro ou rang du caractère dans la série progressive

$$V \text{ ou } S = \frac{D}{N}.$$

C'est sur cette base ou par cette méthode que s'apprécie ou se mesure journellement dans les cliniques, ou les laboratoires de physiologie, l'acuité visuelle. On y admet une distance de 5 à 6 mètres, comme représentant les conditions de la vision au loin. Cette hypothèse suffisante à nos applications médicales, peut cependant laisser quelques doutes sur son extension à la vision véritablement distante, et les commissions militaires appelées à se prononcer sur ces questions peuvent désirer connaître :

A quels exemples ou à quels types, dans l'exercice de la vision commune à distance, et sous l'influence des différents degrés de pureté de l'atmosphère, on peut approximativement comparer les échelles mathématiquement construites, qui servent dans nos observations de cabinet à la mesure de l'acuité. Le calcul en est simple :

Les lettres *m* et *n* de nos échelles correspondent à la même unité (une minute d'arc) sous les dimensions et aux distances suivantes :

N⁰ˢ 1	0ᵐᵐ,1 à 33 centimètres,
10	1 millim. à 3ᵐ,3,
100	1 centim. à 33 mètres,
1000	10 centim. à 330 mètres,
2000	20 centim. à 660 mètres,

si l'on suppose un air très-pur et d'excellentes conditions d'éclairement.

Cela posé, on peut, en plein air, à une distance de 300 mètres, par exemple, faire disposer une cible divisée en bandes de 10 centimètres, au nombre de cinq à six, alternativement blanches et noires, et les faire compter au sujet à examiner. La vue nette de ces bandes séparées pourra être considérée comme l'expression d'une acuité $= 1$.

On arrivera d'une façon plus sommaire, et peut-être plus pratique, au moins dans les épreuves de la commission, en expérimentant en plein air sur les objets mêmes qui constituent les données familières du service militaire.

Prenons, par exemple, une file de cinq à six hommes, placés les uns *devant* les autres et se touchant ; leurs têtes, dans cette situation, vues de profil, peuvent être « *grosso modo* » estimées à 20 centimètres les unes des autres, distance à peu près égale à leur diamètre.

Si l'on consulte le tableau ci-dessus, un œil, doué d'une acuité normale, pourrait les compter à 660 mètres environ, par un jour d'une absolue pureté.

Supposons des conditions moyennes, et portons-les à 500 mètres. Les commissions militaires ou de la marine devront décider si cette base, qui s'approche de la condition physiologique, est de rigueur, ou bien s'il est permis, sans nuire au service, de la réduire, et de se contenter du même résultat à 250 mètres, par exemple ; ce qui équivaudrait à une acuité visuelle réduite à 1/2 ; ou à 125 et même 150 mètres, distance qui correspondrait à une réduction de l'acuité à *un quart ;* chiffre que nous trouvons dans la circulaire et que nous aurons à apprécier. Les commissions militaires pourront donc choisir entre ces procédés moins délicats, mais plus sommaires, et ceux usités dans nos cabinets.

La marine, croyons-nous savoir, a adopté, pour les épreuves du volontariat, les échelles typographiques elles-mêmes, en réglant dans une chambre noire les conditions constantes d'éclairage artificiel auxquelles se feraient tous les essais.

III .

*Applications pratiques de ces données dans leurs rapports
avec le service militaire.*

Les données physiologiques que nous venons de rappeler n'ont
certainement pas été négligées dans la classification établie par
la circulaire entre les différentes formes que peut présenter, dans
la pratique, l'affaiblissement de la vision, et nous les voyons
revivre dans leurs anomalies sous les chefs distincts *d'amblyopie*, d'une part, et de *troubles de la réfraction* d'autre part.

L'instruction a dû aller plus loin et édicter, comme nous
l'avons vu, des nombres formant limite, tant pour l'acuité que
pour la portée visuelles, compatibles ou incompatibles avec le
service.

Pour apprécier la valeur scientifique et pratique de ces limites,
nous suivrons donc le plan même adopté par l'instruction du
Conseil de santé, et étudierons les imperfections visuelles, sous
le double rapport de la portée et de l'acuité de la perception.
Cette étude, entreprise au point de vue du service militaire,
devra naturellement envisager dans la fonction visuelle ses
facultés applicables *à distance*, plutôt que dans leurs rapports
avec les objets rapprochés. Il est inutile d'insister là-dessus.

Dans l'intérêt de la clarté de notre discussion et de la rapidité
que nous désirons lui imprimer, pour ménager votre temps,
messieurs, pour rester de plus dans l'esprit même de ces dernières remarques, nous commençons notre étude par l'analyse
des atteintes éprouvées par la portée de la vue, c'est-à-dire par
les anomalies de la réfraction. La question de l'acuité proprement dite arrivera tout naturellement à la suite de la première.

IV

*Des anomalies de la réfraction, dans leurs rapports avec le service
militaire.*

Notre premier soin dans un travail de ce genre doit être de
procéder du connu à l'inconnu ; nous épargnerons ainsi du
temps et des paroles. Or l'anomalie de la portée visuelle la plus
communément connue, celle qui semble interférer le plus direc-

tement avec le fonctionnement du soldat en campagne, étant la myopie, ou l'excès de réfraction, autrement dit la vue basse, c'est par cet état que nous commençons cette étude.

— La myopie se caractérise subjectivement par une vue nulle ou confuse de loin, mais immédiatement améliorée, et même souvent rendue parfaite à distance, par un certain verre concave ; et le plus faible de tous ces verres qui procure au loin la perception nette, le meilleur « *minimum visibile* » *neutralise* exactement l'excès de la réfraction, ou *mesure le degré de la myopie.*

D'autre part, fonctionnant de près, la vue du myope permet, tout étant égal d'ailleurs, le rapprochement d'autant plus grand de l'objet que son degré est plus élevé.

Cela posé, l'instruction ministérielle déclare impropre à tout service militaire toute myopie égale ou supérieure à un quart, c'est-à-dire neutralisée au loin par un verre (— 4), et réserve aux services auxiliaires les myopies admises, c'est-à-dire moindres que 1/4, et telles, par exemple, que 1/5 ; donnant à entendre, ou laissant supposer que le service actif ou armé sera conciliable avec des myopies moindres que cette dernière, comme 1/6, 1/7, etc., etc. Nous ne pouvons nous empêcher de remarquer ici que cette proportion de « un quart » représente également le degré de diminution de l'acuité (la mesure de l'amblyopie) qui, dans la pensée des auteurs de l'instruction ministérielle, rendra l'appelé impropre au service (voy. l'article AMBLYOPIE).

Cette identité de chiffres dans la mesure de quantités d'un ordre aussi différent que le sont la sensibilité de la rétine et la quantité de réfraction développée par un appareil lenticulaire, est chose frappante et qui doit nous arrêter.

Est-elle le résultat d'une coïncidence indifférente entre des chiffres dérivant d'expérimentations fort distinctes, et portant les unes sur l'acuité, les autres sur les cercles de diffusion ; ou, au contraire, l'effet d'une confusion s'introduisant dans cette étude, à la faveur d'une similitude de chiffres. Dans l'ordre d'idées qui nous occupe, un seul objet pouvait s'offrir aux rédacteurs de l'instruction ministérielle : Définir numériquement la limite pratique à laquelle un affaiblissement fonctionnel de la vue devient incompatible avec le service militaire. Or, comme sous ce rapport, il est fort indifférent audit service que ce soit par le fait de la réfraction, ou par l'insuffisance de la sensibilité que l'incapacité soit amenée ; comme il n'y a dans l'espèce que la présence de ladite incapacité à affirmer, quelle que soit d'ailleurs son origine, nous devons penser que, dans l'esprit de la circulaire, une anomalie par excès de réfraction de *un quart* correspond, sous le rapport du degré de cette incapacité, à une réduction de l'acuité mesurée par le même chiffre. Nous montrerons tout à l'heure que, s'il en a été ainsi, l'appréciation est des plus erronées.

L'instruction est muette sur les expériences qui ont procuré ces chiffres ; il nous faut donc les instituer à nouveau, et nous le ferons sous une forme qui répondra en même temps à une question du même ordre, qui nous a été récemment posée, dans le même objet évidemment, par un de nos plus savants confrères du département de la marine, M. l'inspecteur Walther.

« A quel degré d'affaiblissement de l'acuité, nous a-t-il été demandé, pensez-vous que l'on puisse comparer, *au point de vue de la vision à distance,* un excès de réfraction donné, plus particulièrement un certain degré de myopie ? »

Sous cette forme, en effet, apparaît nettement le caractère qui pourra rendre l'appelé incapable au point de vue militaire. Car ce n'est pas à lire entre 10 et 40 centimètres un caractère moyen d'impression qu'on destine le jeune soldat, mais bien à viser au loin un peloton ennemi, ou à pénétrer du regard un buisson ou un brouillard.

La question posée par la marine était donc des plus judicieusement pratiques, et c'est par son analyse que nous allons essayer de répondre aux préoccupations qui se font jour dans l'Instruction ministérielle.

Cette question s'était déjà offerte à nous et ne nous prenait pas absolument au dépourvu, mais comme sujet d'études expérimentales seulement, et nous n'en étions encore qu'aux premiers pas dans la voie de sa solution. Il importe, on le voit, de l'approfondir. Étudions donc dans sa formule même la question posée par la marine, et recherchons :

« A quel degré de diminution de l'acuité visuelle correspond, sous le rapport de la vision à distance, un excès donné de la réfraction. »

Une expérience très-simple nous a apporté sur ce sujet un premier renseignement, presque suffisant :

Nos yeux sont presque parfaitement emmétropes et leur acuité est très-voisine de l'unité. Pour la rendre parfaite à distance, il nous suffit d'y corriger un excès de réfraction de 1/60 seulement dont se trouve affecté le méridien vertical, en plaçant au-devant d'eux un verre plan-cylindrique négatif de cette valeur, l'axe disposé horizontalement. Cela fait, l'interposition du verre sphérique + 20 nous rend artificiellement myope de 1/20 : en cet état nous ne pouvons plus lire que le numéro 200 de nos échelles, à 20 pieds de distance ; notre acuité se trouve passer par cette simple addition de 1/20 de réfraction, de *un* à un *dixième*. Mais si nous remplaçons + 20 par + 36, l'acuité regagne 4 dixièmes, elle devient égale à 1/2.

Nous avons répété cette expérience sur quatre personnes emmétropes et douées d'une acuité physiologique, dignes de toute confiance (des confrères suivant notre clinique) ; pour chacun d'eux, le même résultat identiquement a été observé.

Rendus artificiellement myopes de 1/36, leur acuité descendait à 1/2 ; avec + 18 elle descendait à 1/10. Nous croyons nous rappeler que cette même expérience a donné les mêmes résultats à M. le docteur Walther, dès les premiers essais que nous fîmes sur l'heure en commun.

Nous poserons donc comme une donnée suffisamment voisine de la vérité pour être prise en considération la proposition suivante : « une acuité physiologique, ou égale à l'unité, perd chez un emmétrope *la moitié de sa valeur au loin* par l'addition d'une quantité de réfraction égale à 1/36 ; elle en perd les 9/10, si cet excès est doublé, c'est-à-dire porté à 1/18. » Nous avons porté la même expérience sur le sol même de la myopie.

Sur trois sujets myopes, *doués d'une acuité physiologique* (chose, comme nous le montrerons plus loin, beaucoup plus rare qu'on ne le croit), après avoir mesuré le degré de la myopie, c'est-à-dire déterminé le numéro du verre négatif le plus faible procurant l'acuité égale à *un*, ou 20/20, nous avons cherché le verre qui réduirait cette acuité à 1/10, c'est-à-dire ne permettrait plus à 20 pieds que la lecture du caractère numéro 200.

Voici les résultats obtenus:

Premier sujet: myopie de 1/9, ne lit plus que le numéro 200 avec — 18,

$$(1/9 - 1/19) = 1/18.$$

Deuxième sujet: myopie de 1/14, ne lit plus que le numéro 200 avec — 24,

$$(1/14 - 1/24) = 1/33. 6.$$

Troisième sujet: myopie de 1/8, ne lit que 200 avec — 18,

$$(1/8 - 1/18) = 1/14.$$

Ainsi chez trois myopes, dans les conditions exposées ci-dessus, la réduction de l'acuité *au dixième* de sa valeur normale s'est vue produite par le verre ramenant leur myopie aux degrés suivants: 1/18, 1/33, 1/14.

Nous ne serions pas surpris que les différences offertes par ces chiffres fussent dues à quelque clignement qui aura pu nous échapper, au moins dans le cas du numéro 2. Si l'on veut bien se reporter à notre note sur les effets pratiques du clignement (p. 20), on comprendra immédiatement le mécanisme de la production de ces différences.

Quoi qu'il en soit, on voit que le plus fort des excès de la réfraction statique, apte à réduire des 9/10 l'acuité physiologique, serait ici de 1/14 au lieu de 1/18.

La décroissance de l'acuité suit, comme on le voit, une progression bien autrement rapide que ne le fait l'anomalie de la réfraction ; autrement dit, si l'on s'en rapporte à ces expériences, à un accroissement régulièrement progressif de l'anomalie de la réfraction correspond un accroissement suivant une progression bien plus rapide des cercles de diffusion.

La première série étant 1/1 ; 1/36 ; 1/18....

La seconde serait: 1/1 ; 1/2 ; 1/10...

dans ces limites d'application qui suffisent pour la question pratique à élucider ici. Car nous ne prétendons pas établir une *loi* sur ces trois termes, trop peu nombreux pour fournir les éléments d'une série régulière.

On voit combien ces résultats diffèrent de ce que semblait vouloir admettre la circulaire, en adoptant le chiffre de 1/4 et même de 1/5, comme même limite pour l'acuité et la portée de la vue. On voit, en outre, par cette discussion, combien il importe d'interroger l'expérience directe pour fixer la limite de l'acuité visuelle, compatible avec les deux grandes divisions que voici :

Soldats en campagne —;

Soldat des services accessoires —.

Et dans cette dernière affectation on n'oubliera point qu'il ne s'agit pas ici seulement d'un ouvrier simplement immatriculé. On se rappellera les sages principes posés par l'instruction et comment cet ouvrier est en même temps soldat et peut être subitement armé et mobilisé. On ne s'étonnera donc pas que nous demandions à l'autorité militaire la révision de ces chiffres par des commissions spéciales ou mixtes, appelées en même temps à formuler des avis sur toutes les questions de détail soulevées dans cet important sujet.

Influence propre de la diminution de l'acuité qui accompagne communément la myopie. — Mais la question ne s'arrête point là, et les myopies douées d'une acuité physiologique sont trop peu nombreuses pour former loi. L'ophthalmologie moderne est fixée aujourd'hui sur cet article ; elle sait à quel degré de réduction descend l'acuité, suivant dans sa marche les pas faits par la myopie progressive.

Il n'en est pas de même du public, même du nôtre, messieurs, assez généralement disposé encore à considérer l'œil myope comme un bon œil. La réfutation d'une hérésie scientifique aussi dommageable importe trop à l'hygiène publique pour que nous ne considérions pas comme un devoir d'exposer itérativement ce qu'est, en réalité, le degré de vision dont jouissent les myopes. Cette digression n'est d'ailleurs qu'apparente, et l'exposé qui va suivre ressortit directement à notre sujet.

J'ai l'honneur de mettre sous vos yeux un tableau schématique, reproduisant, sous forme graphique, le résumé de nos propres relevés statistiques, recueillis sur le journal quotidien de nos observations. C'est une statistique exactement clinique, portant sur tous les cas de myopie qui se sont présentés à notre cabinet de 1864 à 1874 inclusivement, et dans lesquels ont été scrupuleusement notés : le degré de la myopie et celui de l'acuité.

Ces observations comprennent 898 yeux myopes, mesurés dans le cours de ces 11 années, et dont les données numériques sont conservées au point de vue de la surveillance clinique des phases de la myopie progressive.

Tableau figuratif de l'acuité visuelle dans ses rapports avec le degré de la myopie progressive, d'après le relevé statistique de 900 cas (898) de cette maladie.

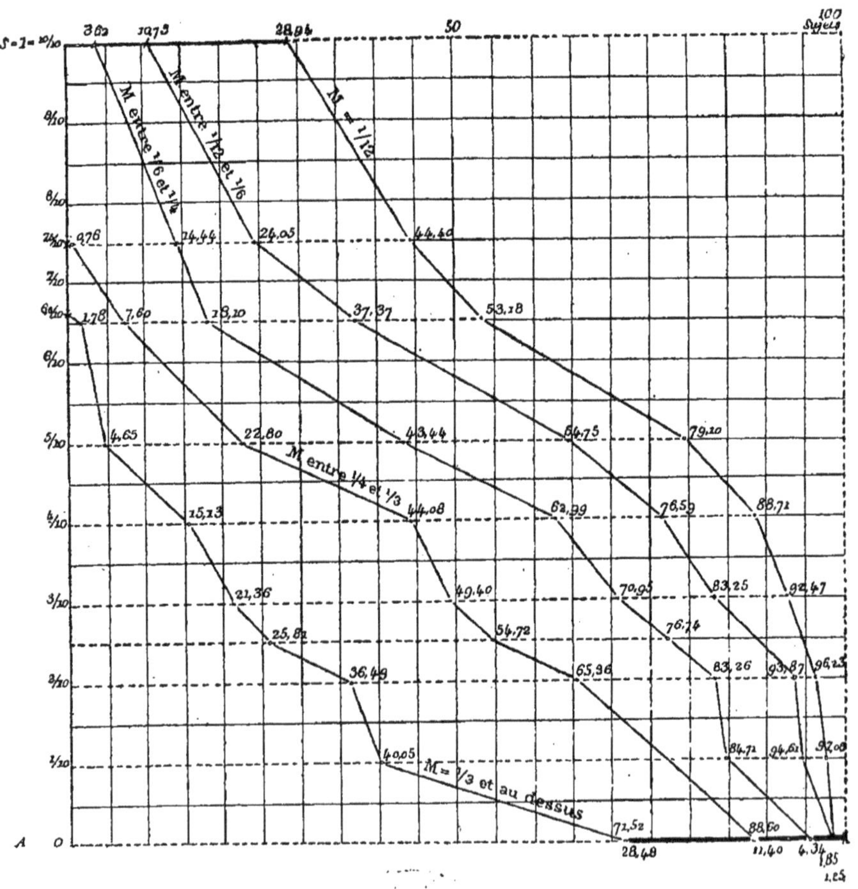

Le tableau que j'ai l'honneur de vous présenter vous offre

cinq catégories où les myopies observées sont divisées en autant de classes, différant l'une de l'autre par douzième d'excès de réfraction.

La première comprend (exprimés en tant pour 100), les myopies au-dessous de 1/12 ;

La seconde est comprise entre 1/12 et 1/6 ;

La troisième entre 1/6 et 1/4 ;

La quatrième entre 1/4 et 1/3 ;

La cinquième comprend les cas extrêmes de 1/3 et au-dessus.

Sur la verticale de gauche A S sont inscrits, de haut en bas, les chiffres 10/10, 9/10,..... 1/10 et 0, représentant l'acuité variant par dixième.

Les lignes horizontales AN, comprises entre la verticale de gauche et le point correspondant de la courbe, sont d'une longueur proportionnelle au nombre de sujets sur 100 possédant cette acuité au moins.

L'examen de ce tableau fait promptement ressortir les enseignements généraux à recueillir dans ces relevés statistiques.

On remarque d'abord que, dans la première classe (myopies comprises entre l'emmétropie et 1/12), sur 100 cas, *un tiers*, (28,94 pour 100) présente l'acuité normale = 1 ou 10/10 ; les 4/5 environ (soit 79,10 pour 100), une acuité de un demi ; au-dessous de cette dernière acuité, 21 pour 100 seulement, mais avec 1,25 d'*yeux perdus* (gros trait noir terminant la ligne horizontale).

Dans la *seconde classe*, comprenant les myopies de 1/12 à 1/6, l'acuité normale ne se rencontre plus que 10 fois sur 100 (10,73) ; l'acuité de 1/2 y figure encore à peu près pour les 2/3 (64,75) ; mais au-dessous de 1/2, on trouve 34,25 pour 100, avec à peu près le même nombre d'*yeux perdus* (1,85).

De telle sorte qu'à part la réduction de l'acuité au-dessous de l'unité, mais toujours entre 1 et 1/2, ces deux classes sont assez sensiblement comparables. Continuons. Entre un quart et un sixième, les myopes commencent à fortement décliner, au point de vue de l'acuité de la vision. Sur 100 d'entre eux on ne compte plus que 3,62 doués d'une acuité normale. L'acuité 1/2 y figure pour les 2/5 (soit 43,44) ; mais au-dessous d'elle les nombres correspondant aux degrés d'acuité inférieurs

2

s'accroissent sensiblement et s'élèvent à 56,56 pour 100, dont 11 *au-dessous de* 1/10 *et* 4,34 *perdus.*

Entre 1/4 et 1/3 la disproportion s'accentue : plus un seul cas d'acuité normale ou égale à l'unité ; l'acuité *un demi* s'atténue et ne monte plus qu'à 22,80 pour 100, soit au quart ; au-dessous d'elle se montre des plus menaçants le chiffre de 77,20 pour 100, dont 22,80 au-dessous de 1/10 et 11,40 perdus.

Mais le tableau est plus sombre encore quand on aborde la dernière catégorie.

Le nombre des cas où l'acuité n'atteint pas 1/2 s'élève à 95,55 pour 100, dont 31,15 au-dessous de 1/10 et 28,48 perdus. En somme 0,63 pour 100 sans valeur industrielle quelconque.

Et l'on notera que sous la rubrique *«yeux perdus»*, nous faisons allusion aux accidents suivants : scotomes centraux par hémorrhagie choroïdienne, ou envahissement de la région polaire par le staphylôme postérieur, décollement de la rétine, synchysis ou ramollissement opaque du corps vitré, cataractes consécutives.

Tel est, messieurs, le tableau de la myopie progressive esquissé sous la dictée des chiffres ; il justifie, devons-nous penser, sa présentation devant vous comme un avis aux lecteurs. Je parle sans métaphore, la lecture, comme vous le verrez plus loin, ayant sa grande part dans ces chiffres.

Pour en revenir à notre sujet, nous signalons donc au Conseil de santé cette proposition, digne de sa sollicitude. L'acuité visuelle diminue tellement vite avec le degré de la myopie, qu'au-dessus de 1/6, un tiers des sujets seulement possède une acuité supérieure à 1/2, plus d'un tiers étant au-dessous, et que 10 pour 100 seulement y possèdent une acuité normale.

Cette remarque devra être rapprochée des résultats que nous avons premièrement établis sur le coefficient d'atténuation de l'acuité *à distance,* par un degré donné d'*excès de réfraction ;* nous rappellerons qu'à un excès de réfraction de 1/36 seulement correspond une réduction de *un demi* dans l'acuité, et par conséquent une réduction de cette dernière à *un quart,* si par elle-même elle était déjà, ce qui est si commun, réduite à la moitié de sa valeur physiologique.

Tous ces chiffres devront être présents à l'esprit des commi -

saires chargés de fixer les limites dont nous réclamons la révision.

Ces commissaires auront à examiner s'il est possible ou avantageux de conserver ces coefficients de 1/4 ou de 1/5, comme limites de l'excès de réfraction, même dans les services auxiliaires. Nous leur rappellerons surtout le tableau offert par la réduction effrayante de l'acuité dans les degrés élevés de la myopie, sous la seule action corrosive du staphylôme postérieur. Nous soulignerons avec insistance les désastres qui menacent toute myopie, à partir de *un quart*, et l'existence d'une acuité réduite déjà soixante-quinze fois sur cent de plus de la moitié de sa valeur aux environs de ce chiffre.

A ce propos, nous nous demanderons où sont les motifs de la réforme apportée par le département de la guerre dans l'adoption du chiffre-limite imposé au degré de la myopie admissible au service, lors de la substitution de la circulaire du 3 avril 1873 à celle du 2 avril 1862.

Dans cette dernière, le degré-limite se trouvait fixé par les épreuves suivantes :

Le réclamant devait distinguer nettement les objets *éloignés* avec les numéros négatifs 6 ou 7, et lire à 30 ou 35 centimètres, avec du 4 ou du 5. En d'autres termes, la myopie, dans l'esprit de l'ancien règlement, devait, pour procurer l'exemption, atteindre la limite de 1/6 ou même 1/7. Quels peuvent être les motifs qui ont fait adopter cette aggravation d'exigence; en quoi l'ancien chiffre de 1/6 a-t-il donc été jugé trop faible? Si nous consultons, tant les résultats statistiques que les expériences produites ci-dessus, nous nous trouvons, au contraire, autorisés à considérer l'ancien système comme bien autrement près de la nature des choses que celui qui le remplace aujourd'hui.

Ne voyons-nous pas que jusqu'à 1/6, en effet, les accidents graves ne comptent encore que pour un chiffre relativement faible, et que l'acuité moyenne s'élève encore, deux fois sur trois, à 1/2 ou au-dessus.

Tandis qu'en reculant de 1/12 la limite imposée à l'exemption, nous rencontrons les tristes données consignées dans le 4e tableau, que nous venons de faire passer sous vos yeux.

Du clignement (appendice). — Deux mots, avant d'en finir avec ce sujet. Pour la bonne conduite des travaux de révision expérimentale que nous réclamons de l'administration, il est opportun de signaler ici un point de détail à prendre en considération. Dans le mode de vision propre au myope, il est un élément quasi-physiologique, et qui, quoique secondaire en apparence, joue cependant, dans le fonctionnement de l'œil affecté d'anomalie de réfraction, un rôle qui a son importance, eu égard aux résultats très-contradictoires qu'il peut amener dans les expériences, s'il est méconnu. Nous voulons parler du *clignement*.

« Le clignement consiste dans un resserrement instinctif de l'ouverture palpébrale, réduite par là à une fente horizontale étroite, toutes les fois que l'attention du sujet affecté d'une anomalie de réfraction est appelée sur un objet soit éloigné, soit délicat. »

La vision en est alors singulièrement améliorée. Cet effet est communément attribué à la correction de l'astigmatisme ou asymétrie de la réfraction, qui accompagne les anomalies de cette fonction. Le véritable effet de cette pratique est plus complexe dans ses causes ; son mécanisme a été, dès le XVIIe siècle, mis en lumière par Dechâles, savant jésuite. Il est dû, non à la réduction dans tous les sens, un seul excepté, des cercles de diffusion, dans les images produites par un appareil de réfraction non adapté, comme cela aurait lieu dans un appareil lenticulaire homogène. Le cercle de diffusion rétinien n'est pas, à proprement parler, un cercle, ni une ellipse, ni une autre figure simple. Il est remplacé par un groupe circulaire de plusieurs images disposées à côté les unes des autres et produites chacune par l'un des secteurs très-tranchés, qui constituent le cristallin. Toutes ces images se superposent exactement lorsque l'appareil est exactement accommodé pour la distance de l'objet. En toute autre circonstance, ils forment des images, empiétant les unes sur les autres, et c'est là le cercle de diffusion physiologique.

Or la réduction de l'ouverture palpébrale réduit ces images à deux, placées dans le même méridien, chevauchant par conséquent moins l'une sur l'autre que celles fournies par deux secteurs contigus. De plus, l'une d'elles est toujours plus notable que l'autre, et attire alors davantage l'attention. Enfin les deux images les plus notables, qui appartiennent à chaque œil, se fusionnent, dans l'acte binoculaire, à l'exclusion des plus faibles : il en résulte pour le myope une amélioration de vision dont on ne peut apprécier la valeur que par l'expérience. On n'a pour cela qu'à se rendre myope, par l'apposition devant ses yeux de deux verres convexes de 6 ou 8 pouces, par exemple. Tout devient immédiatement confus devant soi. Que l'on cligne alors, et l'on se rendra compte de toute l'importance de ce petit acte instinctif dans la vision des myopes.

Cet aspect du fonctionnement semi-physiologique de la vue chez le myope devra être pris en considération par les commissions militaires et spéciales, dont nous demandons la formation. Les résultats relevés dans les expériences, variant très-notablement chez le même sujet, suivant qu'il aura, ou non, exécuté un mouvement de clignement, mouvement aussi rapide qu'inconscient, et par là pouvant passer inaperçu de l'observateur et du sujet lui-même.

V

•Du mode de détermination de la myopie et de la mesure de son degré devant les conseils de révision.

Les instructions ministérielles repoussent donc du service militaire « la myopie notable et constatée, égale à un quart ».

Comment le médecin expert devra-t-il s'y prendre pour établir son diagnostic et constater ou mesurer ce degré de 1/4 ?

Voici ce que prescrit l'instruction :

« Le myope devra pouvoir lire à une distance très-rapprochée du nez, sans verres, ou à 35 centimètres avec des verres biconcaves n⁰ˢ 6 ou 7 ; et distinguer les objets éloignés, ou lire à une distance minimum de 5 mètres, de gros caractères d'imprimerie (le n° 20 de l'échelle typographique) avec des verres biconcaves n° 4. »

Cette épreuve est, en effet, parfaitement conforme aux éléments physiques numériques propres à un excès de réfraction statique de 1/4 ; *mais à la condition d'éliminer de l'épreuve toute intervention de la réfraction dynamique ou accommodation.*

Or, un sujet emmétrope, dont l'accommodation est intacte, possède, à vingt ans exactement (sinon davantage), toute la puissance d'accommodation nécessaire pour voir nettement à 4 pouces, c'est-à-dire pour se procurer une quantité de réfraction facultative, mesurée par ce chiffre de 1/4. Il est vrai de dire que, sans préparation préalable, il lui sera difficile de concilier extemporanément avec la direction intentionnelle de son attention au loin, l'emploi du maximum de réfraction dynamique qu'il possède physiologiquement pour l'exercice de la vision rapprochée.

Mais le ministère de la guerre ignore-t-il que le commerce délivre, *en gros*, des lunettes de (—3), (—4), (—5) pour ces sortes de préparation graduelle, et les expédie depuis longtemps sur tous les points du territoire. Or, si tous les appelés, disposés à la fraude, peuvent ne pas réussir à se familiariser avec leur emploi, il suffit d'un très-faible degré de myopie, ou de la seule habitude de regarder de très-près, pour rendre l'épreuve accessible à toute autre chose que des excès de réfraction de « *un quart* ». Nous pouvons mettre sous les yeux du Conseil de santé un sujet, propre à lui montrer ce que peut l'exercice, ou l'habitude, en cette matière. Nous avons reçu dernièrement à la consultation de notre clinique un individu de trente-cinq ans, notez cela, employé au chemin de fer de l'Ouest, ouvrier intelligent, mais condamné par l'imperfection de sa vue à distance aux simples fonctions de l'homme d'équipe. L'acuité au loin de cet homme échappait à la mensuration. Et cependant, si l'on mettait un livre entre ses mains, il approchait la page tout près de ses yeux et arrivait à lire le n° 3 ou 4 de Snellen. Chacun l'eût cru myope. Examiné méthodiquement, il nous révéla l'existence d'une hypermétropie très-élevée (1/3). Incapable, lors du parallélisme de ses axes optiques, d'emprunter, pour la vision au loin, une portion suffisante de son accommodation, il n'eût pu remplir assurément la fonction de sentinelle, même dans une rue de faible longueur. Mais quand il faisait converger ses axes et qu'il clignait, il pouvait lire. Il n'eût pu, bien entendu, lire à 35 centimètres avec un verre — 6, et par conséquent être pris pour myope avec l'épreuve complète de la révision. Il lui eût fallu pour cela pouvoir réaliser une réfraction de 1/2 de

plus, et non pas seulement de un quart Mais mettez à sa place
un sujet emmétrope, c'est-à-dire ayant, lui, à vingt ans, ce quart
de réfraction facultative, supposez-le suffisamment exercé, le
tour était fait.

Une semblable épreuve ne peut donc avoir de valeur que sous
la réserve d'une application préalable du collyre d'atropine,
à 1/120, introduit dans les yeux, deux heures environ avant
l'examen.

Alors, bien évidemment, pour y voir nettement au loin avec
un verre de —4, et à 35 centimètres avec un verre de — 6, il
faudra que le sujet soit réellement affecté d'un excès de réfraction de *un quart*. Il n'y aura pas place pour la fraude alors, et le
seul myope de 1/4 pourra satisfaire à l'épreuve, si son acuité
est égale à l'unité.

Mais le contraire n'aura pas absolument lieu, et un myope
de 1/4 ne répondra pas toujours à la condition exigée. Si l'on
se reporte, en effet, au tableau ci-dessus présenté de la diminution progressive de l'acuité, concurremment avec l'accroissement de la myopie, on voit que, sur 100 myopes compris
entre 1/3 et 1/4, il n'en est que 7 ou 8 jouissant de l'acuité
2/3, c'est-à-dire répondant entièrement au programme; qu'il
n'en est que 22,80 jouissant d'une acuité de 1/2, mais par contre 77 pour 100 au-dessous de ce chiffre.

L'exposé de ces nombres ne permet donc pas de s'arrêter un
instant au mode d'épreuve, tel qu'il est institué. Le médecin
expert, qui s'en tiendrait aux chiffres posés par l'instruction,
risquerait tout autant de faire incorporer comme dissimula-
teurs des myopes de degré supérieur, même à un quart, que de
déterminer la libération de sujets, répondant aux conditions
de l'épreuve, et affectés de myopies, soit très-légères, soit
même nulles. Et si l'on fait, en outre, intervenir la confusion
que peut ajouter à ces épreuves l'habitude instinctive ou acquise du clignement, on se demande quelle confiance elles
sauraient en réalité inspirer. Mais si en elles-mêmes elles
offrent si peu de sécurité, que deviennent-elles, quand on les
compare aux résultats immédiats fournis par l'examen objectif
ou ophthalmoscopique? Ici plus de place pour la fraude, plus
d'hésitation dans le diagnostic. Non-seulement la détermina-

tion de la myopie, mais la mesure de son degré, se voient obtenues, en quelques minutes, par l'observation directe, et sans la moindre question adressée au sujet. Le médecin expert constate, du premier coup d'œil, l'existence du staphylôme, et par la distance à laquelle il en voit l'image renversée, juge instantanément de celle du « *punctum remotum* » du sujet, c'est-à-dire mesure le degré de l'excès de réfraction. Il y a plus, par l'aspect du staphylôme, de son étendue, de sa profondeur, de l'état de la choroïde, il lui est permis de se faire une idée de l'état de l'acuité.

Et ce qu'il fait pour le myope, l'expert peut l'accomplir, avec non moins d'assurance et presque la même rapidité pour tout autre état de réfraction.

Il n'est donc pas admissible que les décisions formulées par les conseils de révision sur la portée de la vue ou les anomalies de la réfraction continuent à s'appuyer sur la seule analyse subjective de la fonction.

Ne serait-ce que sous le rapport du temps employé dans la grande généralité des cas, l'avantage se trouverait encore du côté de l'exploration objective.

Mais dès que l'on vient à considérer la certitude des éléments offerts à la décision par cette dernière méthode, par opposition avec l'incertitude, les chances d'erreur et les portes ouvertes à la fraude dans la méthode subjective, le choix ne peut être un instant mis en balance. Ces considérations recevront un grand accroissement de force de celles que nous aurons à présenter à l'occasion de l'amblyopie.

VI

Hypermétropie.

Mais la myopie ne remplit pas à elle seule tout le cadre des anomalies de réfraction.

L'hypermétropie doit à son tour être examinée sous les mêmes rapports que l'anomalie contraire.

Voici ce que dispose à son égard la circulaire ministérielle (art. 50).

L'*hypermétropie* de *un sixième et au-dessus,*

Celle compliquée de *strabisme convergent permanent,*

Celle compliquée d'*amblyopie de l'œil droit*,
sont incompatibles avec le service actif ou armé.

L'imperfection fonctionnelle déterminée par le déficit de la réfraction statique ne s'accuse point par des symptômes de même ordre que l'anomalie de sens opposé, c'est-à-dire par l'excès de ladite réfraction.

En supposant des chiffres égaux de part et d'autre pour la mesure de l'anomalie, le trouble visuel, apporté dans la vision à distance par le déficit de la réfraction, ne saurait être comparé à celui qui suit la myopie Pour qu'une similitude pût être établie, il faudrait supposer chez l'hypermétrope l'accommodation suspendue, soit par paralysie, soit par l'âge, soit artificiellement. L'hypermétrope à vingt ans, si l'anomalie n'est pas excessive, possède généralement une assez grande puissance accommodative pour combler son déficit statique à distance, et son infirmité ne s'accuse que dans les travaux de près, et encore soutenus.

L'anomalie dont il est atteint, dans les cas moyens ou légers, ne saurait donc appeler l'attention qu'à ce dernier point de vue, c'est-à-dire s'il s'agissait de le classer dans les bureaux pour les écritures ou dans les compagnies d'ouvriers. Dans ce cas encore l'usage des lunettes appropriées le soustrairait à tout inconvénient.

Toute la question à résoudre est limitée dans la détermination du chiffre de l'hypermétropie *totale*, compatible chez un sujet donné avec le service actif. Sous ce rapport nous n'avons aucune objection à opposer au chiffre de un sixième comme limite imposée au degré de l'hypermétropie *totale*, incompatible avec le service actif. Le terme à fixer ne doit pas être très-distant de ce dernier. (Nous soulignons le mot *totale*, parce qu'il a été omis dans la circulaire, et qu'il est nécessaire ici.)

Ce n'est que vers la trentième année, terme du service actif proprement dit, que l'hypermétrope de un sixième a perdu la quantité d'accommodation qui lui a permis jusque-là de suppléer à distance à son déficit de réfraction. Il passe alors dans la classe de l'hypermétropie absolue, c'est-à-dire que sa vision devient troublée à distance, comme elle l'est de près. Jusqu'à ce moment il peut donc voir au loin, mais rien de plus; et à trente-cinq ans il est, au point de vue de l'acuité visuelle à distance, dans le même cas que le myope de 1/36, c'est-à-dire qu'il a perdu relativement la moitié de son acuité première. Si l'on ajoute à cela que toute vision prolongée de près lui est depuis plusieurs années déjà impossible, sans lunettes bien entendu, qu'il ne peut plus, par exemple, suivre utilement les écoles régimentaires, on voit combien, à cet âge, son service devient embarrassé.

D'après cela, considérant le rôle du simple soldat dans le service actif ou armé, et si l'on maintient l'interdiction du port des lunettes dans les rangs, une hypermétropie totale de 1/6 ne peut, à l'extrême rigueur, être compatible avec ce service que pendant le premier congé de cinq années. Dès lors ce degré exclut nécessairement de la réserve, et *a fortiori* de l'armée territoriale. Dans ces termes nous l'acceptons pleinement, tout en demandant qu'il soit étudié de plus près, et particulièrement sous le rapport de la tolérance du port des lunettes chez le simple soldat. Mais si une hypermétropie de 1/6 doit exclure du service actif le simple soldat, nous ne croyons pas que ce chiffre soit applicable aux épreuves du volontariat ni des écoles militaires spéciales. Les considérations que l'on trouvera développées plus loin, à propos de la myopie, trouvent ici une égale application. Destiné à ne servir qu'une ou deux années dans les emplois élémentaires, le volontaire hypermétrope de 1/6 jouira d'une vue suffisante à distance pendant toute cette période. S'il continue à demeurer au service, ce sera comme officier, et alors l'emploi du verre approprié lui procurera pour le loin comme pour le près, l'acuité la plus parfaite.

Cette conclusion ne fait point de doute.

Elle n'est contestable que pour les circonstances additionnelles, prévues par l'instruction, de la concomitance d'une amblyopie de l'œil droit, fréquente d'un côté dans les hypermétropies élevées, ou celle d'un strabisme convergent permanent de ce même côté, ce qui suppose également cette même amblyopie ; mais alors elles ressortissent au titre de l'amblyopie.

Quant aux hypermétropies de moindre degré, non compliquées d'amblyopie (car c'est là, comme l'indique l'instruction une coïncidence fâcheuse trop fréquente), non-seulement elles ne nuisent pas au service extérieur du simple soldat, mais présentent, au contraire, les types les plus parfaits de vue perçante. Leur seul inconvénient, jusqu'à un certain âge, porte exclusivement sur les applications rapprochées, et sous ce rapport elles donneront lieu à des classements de service intérieur dans lesquels le médecin devra faire entendre son diagnostic.

En ce qui concerne le mode de détermination devant les conseils de révision, la circulaire ne dit mot. Nous ne nous étendrons pas longtemps non plus sur ce point de détail, et concluons, comme pour la myopie, et pour des motifs non moins positifs, à sa détermination objective par l'ophthalmoscope.

Astigmatisme. — La circulaire ministérielle est muette sur la question de l'astigmatisme; il n'y a pas à cela grand inconvénient.

D'après ce qui précède, si l'on admet avec nous que toute diminution sensible de l'acuité au loin doive faire envoyer immédiatement le sujet dans la chambre à examen ophthalmoscopique, nous pourrons, sans dommage, imiter ce mutisme. Le premier effet de l'astigmatisme sensible consiste dans une réduction de l'acuité plus ou moins notable; secondement, le diagnostic le plus précis en est immédiatement réalisé par l'observation ophthalmoscopique ou objective. La solution des doutes est à l'instant donnée, et la conduite à tenir modelée sur celle suivie dans les cas d'amblyopie. Mais toujours par suite des considérations développées dans l'article précédent, si pour le simple soldat un astigmatisme un peu prononcé devient, par l'exclusion des lunettes, un cas d'amblyopie, en ce qui concerne son service armé, il n'en est pas de même pour l'officier ni pour le volontaire d'un an. Ces derniers, en s'armant de verres appropriés, peuvent reconquérir un degré de vision compatible avec leur service. Il y a donc encore ici une question de réglementation à soumettre à la commission spéciale.

Au nombre des altérations fonctionnelles décidant l'inaptitude, l'instruction ministérielle place enfin :

1° Le strabisme fonctionnel compliqué d'amblyopie;

2° Le strabisme organique;

3° Les diverses paralysies des nerfs de l'œil et de ses annexes (la blépharoplégie, etc.);

4° Le nystagmus.

Strabisme. — La décision qui précède, pour avoir tout son effet en ce qui concerne le strabisme, devrait être accompagnée des définitions précises de tous les termes qu'elle emploie. On ne voit pas assez clairement les éléments formels qui permettront de distinguer le strabisme dit « fonctionnel » du strabisme organique.

La science actuelle admet trois catégories très-nettes de strabismes :

Le strabisme permanent ;

Le strabisme intermittent ;

Le strabisme paralytique.

Et nous pourrions même y joindre le strabisme *latent* ou *dynamique*, c'est-à-dire la simple insuffisance des muscles droits internes ou externes ; et c'est peut-être ce dernier que la circulaire entend désigner sous la dénomination de strabisme fonctionnel.

Toutes ces formes ont leurs définitions précises ainsi que des éléments diagnostiques différentiels non moins assurés. Ce qui n'est pas, à notre connaissance du moins, pour les expressions : strabisme fonctionnel et strabisme organique. Comme condition exclusive du service actif, et même auxiliaire, nous admettons entièrement le strabisme convergent ou fixe, compliqué d'amblyopie *à droite*, point qui déjà a été réglé dans le chapitre précédent pour l'hypermétropie, mais qui ne peut que gagner à l'être pour tout autre état de la réfraction. Quant au strabisme intermittent, mais exempt de la complication de l'amblyopie de l'œil droit, nous voyons moins la raison qui conduirait à la bannir des rangs de l'armée. Un bon œil droit est apte à un excellent service pour le tir.

Paralysies musculaires des yeux. — Quant à la question des paralysies musculaires des yeux, non accusées par des strabismes évidents, la démonstration de leur existence dépend surtout de l'analyse à faire de leur symptôme le plus frappant : la *diplopie*, lors de la vision binoculaire. Or, il importe de distinguer ici, cliniquement, la diplopie de la vision associée de la diplopie unioculaire, symptôme de simples troubles de la réfraction statique ou dynamique.

La diplopie de la vision associée, signe régulier de la paralysie motrice des yeux, comporte et des exceptions cliniques et des qualités afférentes aux phases de la maladie originelle. Toutes circonstances des plus délicates et des plus longues à préciser.

Enfin, suivant son origine, son degré et sa durée antérieure, la maladie peut être considérée comme guérissable, ou comme devant, au contraire, laisser des traces fonctionnelles durables. Les décisions à porter sur ces états ressortissent à des examens prolongés et renouvelés, praticables uniquement dans les hôpitaux.

Le sujet qui les accuse, si la conviction d'un cas grave ne s'impose pas au médecin expert, nous semble devoir être classé dans la seconde catégorie, ouverte par la circulaire sous le titre *d'inaptitude temporaire motivant l'ojournement à un nouvel examen*, lequel gagnera souvent à être reculé d'une année. L'étude d'un cas de diplopie binoculaire dépasse toujours d'ailleurs le temps qui pourrait lui être le plus largement concédé, dans une séance de révision ordinaire.

A la suite de la diplopie, et avec la même conclusion, nous rangerons quelques autres manifestations de même ordre et de même famille originelle, comme la « micropie », la «macropie», la mydriase, l'irisation des images, la presbytie prématurée ou pathologique, le myosis, l'accommodation douloureuse, symptômes des troubles de la réfraction dynamique ou accommodation.

Du nystagmus. — Il existe deux sortes de nystagmus : l'un saccadé, rhythmique, à oscillations extrêmement rapides, et qu'on peut appeler choréique ; le second plus lent dans ses mouvements et se caractérisant par une espèce de rotation du globe qui semble en quête d'une direction pour fixer, et ne la trouve pas.

Ce dernier, symptomatique d'un arrêt de développement des membranes profondes (indépendamment d'autres lésions) dans la région polaire ou de la macula, comporte un très-sérieux affaiblissement visuel, exclusif de toute fonction précise. Il est d'ailleurs presque constamment accompagné soit de strabisme, soit d'altérations apparentes au simple examen de la chambre antérieure et du plan pupillaire.

Quant au nystagmus choréiforme, s'il emporte l'idée d'une

instabilité nerveuse générale, propre à faire éliminer l'appelé du service, ce n'est peut-être pas sur l'imperfection visuelle qu'il faudra faire reposer l'arrêt. Il n'est pas rare de rencontrer chez de tels sujets une acuité et une précision de jugement visuel parfaites. Mais, par contre, la rapide mobilité des globes ne permet pas ici à l'ophthalmoscope de fonctionner. Les détails anatomiques des parties profondes passent devant l'observateur avec une rapidité multipliée par le rapport de la grandeur de l'amplification de l'image ophthalmoscopique celle de l'objet situé dans le plan rétinien.

Par ces motifs, il y a toute raison de s'en tenir à la décision entière de la circulaire, à moins que le sujet n'affirme et ne démontre la perfection de son acuité visuelle.

VII

De l'amblyopie, au point de vue des services militaires.

Les questions relatives à la portée de la vue, considérée dans ses anomalies, se trouvant vidées, nous abordons l'analyse des troubles de l'acuité de perception, désignés pathologiquement sous le nom d'amblyopies.

En ce qui concerne l'amblyopie, l'instruction ministérielle, comme nous l'avons vu, s'exprime ainsi :

Rendent inapte au service actif ou armé :

1° L'amblyopie à *un quart ;*

2° Les opacités de la cornée, occasionnant une diminution de l'acuité de la vision supérieure à *un quart ;*

3° Les exsudats du champ pupillaire, les choroïdites rebelles, produisant le même effet.

Comme pour ce qui regarde la myopie, les articles d'où sont extraites ces citations ressortissent tous au service actif ou armé ; mais il est clair que ce doit être sous la réserve d'un classement ultérieur renvoyant dans les services accessoires les coefficients déclarés incompatibles avec le service armé ou supérieurs à *un quart*, mais de toute façon, plus ou moins fractionnaires.

Dans toute autre hypothèse, ils renfermeraient en eux un principe évident de contradiction avec les préambules généraux de la circulaire, exigeant du soldat proprement dit « la plénitude

» de ses facultés physiques ». Il ne saurait donc y avoir là, comme nous le montrions plus haut, qu'une obscurité de rédaction. Toutefois, il est sage de la faire cesser, et c'est à cette fin que nous la signalons ici.

Cela posé, le coefficient-limite de l'affaiblissement de l'acuité admissible dans l'armée est formulé, au point de vue pratique, dans l'Instruction par « la lecture, avec quelque difficulté, d'un » texte ordinaire à 35 centimètres, et correspond en effet » approximativement sous cette forme à une acuité de 1/4 » ; expression pratique insuffisante, car le soldat, même dans les services auxiliaires, doit posséder encore cette même acuité dans la vision à distance, c'est-à-dire suivant les mesures que nous avons rapportées plus haut, doit pouvoir compter une file de quelques hommes en contact, à 150 mètres de distance.

Pour compléter le dispositif de la circulaire, il sera donc nécessaire de soumettre l'appelé à toute épreuve propre à démontrer chez lui l'existence de cette acuité de 1/4, aussi bien dans la vision de loin que dans la vision de près; ce que nous avons montré relativement à l'influence de l'anomalie de la réfraction sur l'acuité visuelle à distance plaide suffisamment en faveur de ce supplément d'épreuve. Mais avant tout, il conviendra que des commissions spéciales aient été appelées à prononcer sur le coefficient d'acuité à réclamer des services auxiliaires d'une part, et du service actif d'autre part; et notamment, à décider si *pour ce dernier* l'acuité parfaite, ou égale à l'unité, n'est pas la condition implicitement contenue dans le préambule de l'Instruction par l'expression : « *plénitude des facultés physiques* ».

Maintenant une autre question se présente, et non moins importante : Toutes ces épreuves relatives à l'acuité sont fondées sur les réponses du sujet et ne peuvent, par conséquent, servir que dans le cas où ledit sujet à intérêt à faire valoir ses facultés, ou tout au moins ne peut être soupçonné de dissimulation, comme dans le cas d'engagement volontaire. En cette circonstance, il est clair que si le sujet appelé remplit les conditions susvisées, s'il lit le n° 4 de l'échelle à 33 centimètres, ou le n° 40 à 3ᵐ,33, son acuité est bien de 1/4 ; et si ce coefficient est celui déclaré valable pour ouvrir les rangs du volontariat, tout est en règle. Dans ce cas les épreuves subjectives sont concluantes.

Mais pour le service obligatoire, les conditions sont renversées. D'abord le sujet peut ne pas savoir lire ; secondement, il peut, sans trop de pessimisme de notre part, être soupçonné de quelque désir secret d'exemption et forcer, plus ou moins, la note de son amblyopie réelle, exagérée, ou entièrement simulée.

Que fera le chirurgien ?

Si nous recourons à l'instruction ministérielle, nous n'y trouvons que deux directions à suivre : la première, des plus généralement indiquées dans le § 2, consacré aux maladies douteuses, simulées ou provoquées, consiste dans une enquête immédiate, faite auprès des maires présents et des coappelés de la classe ; la seconde dans un ajournement de la décision pour procéder à un examen plus complet.

Nous ne nous arrêterons pas à la première de ces méthodes. Plus ou moins efficace sous l'empire de l'ancienne législation, celle du tirage au sort, qui divisait les classes en denx portions seulement, celle appelée au service, celle exemptée définitivement, l'enquête morale n'a plus une valeur égale aujourd'hui, que tous les citoyens doivent répondre à l'appel. Nul n'a plus à redouter que l'exemption de l'un, frauduleusement obtenue, n'entraîne le départ du numéro suivant. Le désavantage du moins se trouve atténué, ne portant plus que sur le genre de service : armée active ou réserve.

Néanmoins, pour qui a pu apprécier par expérience, la valeur de ces témoignages, la garantie était minime, et chacun sait combien souvent cet écueil a embarrassé et entrave encore les décisions des conseils de révision.

Le diagnostic d'une amblyopie, tant qu'il manque d'assiette objective, est absolument illusoire. Dès lors toute amblyopie déclarée doit conduire à un ajournement de la décision, jusqu'au jugement rendu par l'observation ophthalmoscopique.

L'instruction ministérielle l'a compris, et à l'article relatif aux choroïdites rebelles, elle fait intervenir l'ophthalmoscope. Mais avec quelle timidité !

« La plupart des affections dc l'œil, dit-elle, même celles de

» la choroïde et de la rétine, se traduisent généralement par
» des altérations faciles à reconnaître par l'examen ophthalmo-
» scopique. Le médecin ne devra toutefois y recourir qu'après
» avoir établi déjà son diagnostic par voie d'exclusion, et comme
» pour le confirmer. »

Nous nous assurons que ce n'est point un ophthalmologue
qui a écrit ces lignes; nous aimons mieux croire que c'est un
administrateur obligé à certaines compositions. Le médecin,
dans la conférence, a certainement dû s'exprimer comme il suit :
« En dehors des maladies extérieurement apparentes, c'est-à-
» dire dans les troubles visuels à attribuer aux membranes pro-
» fondes de l'œil, toutes les altérations anatomiques, tant soit
» peu sensibles de ces organes, sont immédiatement dévoilées
» par l'ophthalmoscope, mais ne peuvent se diagnostiquer sans
» lui. » Celui-là serait grandement téméraire qui, en l'absence
de l'exploration directe ou ophthalmoscopique, affirmerait la
forme de l'une quelconque de ces lésions. La symptomatologie
subjective ne peut être pour le médecin qu'un recueil de proba-
lités, un guide, et dans ceux-là seulement de ces examens qui
pourraient offrir des difficultés exceptionnelles par la délicatesse ou l'exiguïté des lésions. Et ces derniers cas ne se rencontrent, comme nous le verrons plus loin, que dans des circonstances très-nettement définies, et portant sur l'intégrité
de la rétine seule. Il faut donc reconnaître qu'en ce point les
dispositions introduites par la circulaire sont exactement in-
verses de celles que la science impose. Au lieu de donner à
l'ophthalmoscope le rôle accessoire, en laissant le principal à
une symptomatologie subjective des plus problématiques, c'est
tout le contraire que la saine logique indiquait. Quel est le
chirurgien qui, appelé près du lit d'un homme tombé d'une
fenêtre, chercherait à établir son diagnostic sur des renseignements oraux plutôt que de découvrir le malade et d'ex-
plorer le membre fracturé.

L'examen ophthalmoscopique est donc absolument imposé
dans tout cas réel, soupçonné, ou simplement déclaré, d'amblyopie ou d'affaiblissement de l'acuité visuelle.

Il l'est encore, ainsi que nous l'avons démontré dans l'article
précédent, et non moins rigoureusement nécessaire pour l'af-

firmation et la mesure de toute anomalie de la réfraction. L'introduction de la méthode ophthalmoscopique s'impose donc inexorablement dans les opérations générales du recrutement, sous peine de se maintenir volontairement dans des conditions flagrantes d'insuffisance diagnostique.

Mais, nous dira-t-on, vous enfoncez une porte ouverte et la méthode dont vous réclamez l'adoption, les citations mêmes qui précèdent ne démontrent-elles pas son admission comme un fait accompli?

C'est exact; mais à titre de tolérance exceptionnelle, quand son droit doit être entier et sans discussion supposable. Écoutons l'instruction ministérielle, et invoquons-la pour obtenir d'elle-même sa propre réforme.

« Devant les conseils de révision, dit le Conseil de santé, il n'est pas toujours possible d'établir, *séance tenante*, soit le diagnostic de telle maladie, soit le pronostic de telle autre. Dans tous les cas douteux, le médecin fera bien d'*engager* le conseil à user du *droit* de délai que lui donne la loi, pour se procurer les documents de l'enquête qui lui serait nécessaire, et à suspendre son jugement jusqu'à plus ample informé, pour tous ceux dont l'examen et l'application réclameraient des procédés d'exploration moins rapides. »

Et plus loin : « Si le médecin, ajoute l'instruction, ne se trouve pas suffisamment éclairé, il peut, sans se prononcer contre l'inaptitude, demander que la décision du conseil soit remise, pour lui permettre un examen plus complet. »

« Comme il importe de se tenir en garde contre la fraude, (le rédacteur eût pu même ajouter : et contre l'erreur), et que l'on ne saurait se livrer à des investigations trop scrupuleuses, c'est dans ces cas douteux et parfois très-embarrassants, même pour les médecins les plus expérimentés, que le conseil de révision *pourrait user du droit de délai que lui accorde la loi, et autoriser* le médecin qui assiste à ses opérations à suspendre son appréciation jusqu'à plus ample examen, qui aurait lieu dans une séance spéciale au chef-lieu du département, avant la clôture des opérations; et dans cette circonstance le médecin pourrait même obtenir de rechercher l'opinion à titre consultatif d'un autre médecin. Ce mode de constatations offrirait en quelque sorte une double garantie aux intéressés, et diminuerait d'autant la responsabilité du médecin expert. Comme il ne présente rien de contraire au fonctionnement du conseil de révision tel qu'il est institué par la loi, rien ne doit les empêcher d'y recourir dans des cas *extrêmement rares*, dans le but d'assurer l'équité de leurs jugements. »

Rendons d'abord justice, et sans la moindre arrière-pensée, au libéralisme qui respire dans ces lignes. Il est évident que si le rédacteur avait pu davantage, il l'aurait fait; et qu'au lieu de qualifier d'*extrêmement rares* les circonstances où l'erreur médicale *peut* trouver place, il eût écrit: « Le médecin *devra*, dans tous les cas, réunir, pour former son opinion, *tous* les éléments de la plus grande probabilité diagnostique. »

Or, en matière oculaire, et bien entendu en dehors des lésions externes, il n'y a en l'absence de l'ophthalmoscope que de minimes probabilités diagnostiques, tandis qu'après son intervention, il n'existe plus de probabilités, mais des certitudes. Les lésions des profondeurs de l'œil se *voient*, comme des plaies pourraient être visibles sur la face, mieux même peut-être, car elles s'observent, comme sous le microscope, et avec une amplification qui peut aller de 3 à 8 diamètres.

Ce ne sont donc pas seulement ces cas de fraude soupçonnée, les cas d'indécision diagnostique exceptionnelle qui doivent conduire le médecin expert à réclamer l'examen ophthalmoscopique comme élément final d'une opinion à établir; son devoir est de proclamer qu'en dehors de cet examen, et en ce qui concerne l'état des parties profondes, il ne peut que soupçonner, que conjecturer, mais qu'il ne *sait* rien.

Cette conduite lui est moralement imposée en tous cas d'amblyopie.

Sans doute il lui sera permis, dans le cas d'affaiblissement réel ou prétendu d'un *seul* œil, de recourir aux procédés d'épreuves qui peuvent confondre un sujet animé de l'esprit de fraude.

Tels sont 1° le procédé de M. de Graefe, fondé sur le dédoublement des images binoculaires par l'opposition d'un prisme à angle dirigé en haut ou en bas; 2° celui de Laurence et de Flees qui, dans un appareil stéréoscopique à réflexion, présente à l'œil droit l'image d'un objet situé à gauche, et à l'œil gauche celle d'un objet placé à droite etc. (procédés décrits dans le dictionnaire encyclopédique, art. AMAUROSE, de Follin); toutes méthodes propres, dans le cas particulier d'amaurose unilatérale, à déjouer une tentative inhabile de fraude, mais absolument insuffisantes à fournir un élément de diagnostic absolu, la cause objective prochaine.

Cette cause objective prochaine, la lésion anatomique, existe en effet toujours et peut constamment être reconnue par un observateur expérimenté, dans une proportion en rapport sans doute avec son expérience, mais toujours très-considérable. L'amaurose n'est plus, suivant une expression qu'on aime à opposer à l'amour-propre médical, une maladie dans laquelle une même obscurité enveloppe le malade et le médecin; — non, l'ophthalmoscope a *changé tout cela* — sérieusement cette fois. Et les cas de vitalité disparue ou simplement amoindrie dans l'œil sans témoignages objectifs, en un mot les perturbations *sine materiâ* sont aujourd'hui des cas très-réellement exceptionnels.

Ajoutons que la plupart d'entre eux sont assez nettement définis dans leur nature et leur origine pour être, malgré l'absence de lésion apparente, tributaires de l'examen ophthalmoscopique qui sait encore la plupart du temps en faire justice.

Telles sont :

Les amblyopies « *ex non usu* » consécutives à la longue exclusion d'un œil de la vision associée, comme on les rencontre dans les strabismes de longue durée devenus permanents, dans les anomalies de la réfraction, dans l'astigmatisme régulier, dans l'astigmatisme irrégulier caractérisé par le métamorphisme des images, etc.

Dans toutes ces circonstances, l'examen ophthalmoscopique, les épreuves du strabisme dynamique, triomphent promptement de la difficulté.

Nous ne nous arrêterons pas aux amblyopies ou amauroses dites cérébrales et qui reconnaissent pour point de départ une cause quelconque de compression locale ou générale sur le parcours des bandelettes optiques. Celles-ci ne dérobent pas longtemps le mécanisme qui les a produites. Dans ces circonstances, pour qu'il échappe à l'examen, le point de départ de la maladie doit être de date récente et offrir par conséquent quelques symptômes concomitants. Mais après un mois de durée, il est rare que la compression d'une bandelette optique (ou toute autre lésion du même ordre), suffisant à suspendre la vision, n'ait pas manifesté son action sur la nutrition du nerf, dont les fibres optiques se raréfient (blancheur relative de la papille) et dont les vaisseaux (artériels au moins) diminuent de calibre.

Dans le même cadre peuvent figurer encore les amblyopies par anémie idiopathique, ou répandues sur un certain nombre, comme l'héméralopie endémique ou épidémique; mais ici le caractère intermittent de l'affection, l'aspect des vaisseaux rétiniens, les éléments de diagnostic général circonscrivent encore notablement le champ ouvert à l'erreur.

Nous ne voyons réellement à citer comme positivement difficiles à reconnaître, et pouvant se dérober encore à l'observation directe, que les affaiblissements visuels dus à une paralysie ou une simple parésie de la sensibilité spéciale, par intoxication nicotique, alcoolique, saturnine, rhumatismale même, ou toute autre cause, soit encore inconnue, soit de la nature des névropathies hystériformes.

Là il y a encore place pour les recherches, et dans certaines circonstances on ne peut procéder à leur égard que par voie d'exclusion. C'est pour ces cas *rares* et qui ne se rencontreront peut-être pas plus d'une fois sur *cinq cents* sujets, que le principe de l'ajournement, admis par la loi à titre d'exception pourra être réservé; et ce qui précède montre combien se trouvera limitée la nécessité de l'appliquer.

Mais dans les cas communs, l'ophthalmoscope fournit en quelques minutes un arrêt positif, et met en mesure de fixer soit les conditions de la réfraction, soit le degré d'une anomalie, soit l'existence d'une amblyopie ou d'une amaurose par l'exposition de leur cause prochaine; tout cela en dehors de toute réponse du sujet examiné. Seule la méthode ophthalmoscopique met donc à l'abri de toute tentative de fraude soit dans le sens de la simulation, soit dans celui de la dissimulation.

On ne saurait donc trop vivement s'élever contre le système encore en vigueur aujourd'hui, système aussi distant de l'état actuel de la science que des principes absolus qui doivent présider à des jugements de cette importance et rendus sans appel. En matière d'amblyopie, un arrêt formulé sur un cas quel qu'il soit, sans l'intervention préalable de l'ophthalmoscope, est une véritable *usurpation de la loi sur la nature des choses.*

Mais un autre ordre de considérations que celles afférentes au diagnostic d'un état morbide vient se joindre à ces dernières. Si les divers degrés et qualités de la vue peuvent être mesurés avec la même perfection que la taille du soldat, leur classement n'importe pas moins que ce dernier attribut à une distribution rationnelle du contingent. L'armée y trouvera autant d'avantages que la science elle-même, intéressée à l'établissement de larges statistiques.

Ces déterminations et le classement qui en doit être la conséquence peuvent d'ailleurs s'obtenir, dans l'immense majorité des cas, avec une rapidité de même ordre que celles nécessaires à la constatation des autres éléments de l'aptitude physique au service militaire, sous la seule réserve d'une simple addition dans le personnel préposé à l'examen. Par une très-légère modification dans le service, on pourra faire marcher parallèlement avec les opérations courantes du conseil l'analyse immédiate de toutes les diminutions réelles ou apparentes de l'acuité visuelle à distance. Il suffit en effet d'adjoindre à chaque conseil de révision un médecin exclusivement consacré aux opérations ophthalmoscopiques, installé dans une salle voisine préparée *ad hoc.*

Tout sujet ne pouvant justifier immédiatement d'une acuité visuelle, à distance, égale à l'unité, lui serait immédiatement renvoyé, et son examen marcherait simultanément avec les autres opérations du conseil.

L'ajournement à examen ultérieur, autorisé par la loi, mais qui apporte bien évidemment dans l'établissement définitif du contingent une complication d'incertitude à charge à l'administration non moins qu'aux familles, se réduirait alors à un très-petit nombre de cas, les cas véritablement *rares* que nous avons définis plus haut.

Quant aux opérations de premier classement, pour les rendre tout à fait voisines de l'exactitude, bien peu de temps devrait être ajouté à leur durée habituelle. Si deux minutes en sus du temps nécessaire pour relever la taille du sujet peuvent suffire pour s'assurer de l'intégrité de l'acuité visuelle, on peut, d'autre part, évaluer à une moyenne de cinq minutes au plus le temps consacré à l'exploration ophthalmoscopique. Or, cette exploration, pratiquée d'ailleurs parallèlement avec la première, ne saurait porter sur plus du dixième des sujets appelés.

Si une réforme aussi facile à introduire et qui grève aussi peu les autorités dont elle dépend, est pour le pays civil et militaire, d'une importance que nous n'avons plus à démontrer, elle n'en offre pas moins, par réciprocité d'action, pour l'autorité, pour la légitime influence des juges spéciaux appelés à préparer les arrêts de la cour souveraine, le conseil de révision.

A ce point de vue tout professionnel, nos confrères de l'armée ne devront donc point prendre à mal notre ingérence. Si elle est indiscrète, ils s'assureront cependant qu'elle a beaucoup plus pour objet le désir d'accroître le poids de leur parole, que la prétention de leur apporter des lumières nouvelles. Les préoccupations déjà anciennes du conseil de santé ont eu déjà pour effet de les rendre beaucoup plus généralement familiers avec l'exploration ophthalmoscopique que ne le sont malheureusement encore la généralité des médecins civils. Nous nous couvrirons d'ailleurs d'une autorité qu'ils ne contesteront pas, et la seule lecture des conseils généraux que leur adresse le Conseil supérieur de santé justifiera notre intervention. Cette instruction ne se termine-t-elle pas par les paroles suivantes :

« Le médecin ne doit pas oublier que les conseils de révision sont en général disposés à accorder l'exemption pour des infirmités apparentes, quoique souvent légères, tandis qu'ils se montrent ordinairement plus rigoureux au sujet de lésions viscérales bien autrement graves, mais qui ne frappent pas leurs sens et dont l'importance leur échappe. C'est dans les cas de ce genre que le médecin doit s'efforcer de faire prévaloir la vérité par des considérations scientifiques exposées avec conviction et autorité. »

Ces sages paroles sont pour faire réfléchir, et d'autant plus que c'est entre leurs lignes qu'il faut en lire le véritable sens.

Nul de vous, messieurs, n'ignore le rôle et le mode de fonctionnement des conseils de révision ; nul de vous ne méconnaît l'importance supérieure des jugements qu'ils prononcent, soit qu'on les considère au point de vue de l'individu et de la famille, soit qu'on les envisage de plus haut et dans leurs rapports immédiats avec les intérêts du pays. Or vous avez tous été témoins de la vertigineuse rapidité de leur mécanisme, comportant trois ou quatre cents arrêts rendus en cinq ou six heures. Qui a eu sa responsabilité dans ces séances fébriles n'en saurait oublier le poids !

Or, messieurs, par qui sont rendus ces arrêts sans recours, ni appel ; ces décisions souveraines ? Par un tribunal composé des personnalités des plus considérables à tous égards, assurément ; mais incontestablement d'une incompétence absolue dans les matières soumises à leurs décisions.

Et où ces juges souverains prennent-ils bien souvent les éléments d'une opinion formulée au galop ?

Le Conseil de santé vient de vous le dire : « dans *leur sentiment* », si le seul interprète présent de la réalité des choses, le seul en position de juger, le médecin-expert en un mot, ne sait pas faire passer sa conviction scientifique dans l'esprit de gens du monde, et ajoutons : en deux minutes !

Mais cette conviction ! si elle-même elle est le doute, quand elle pourrait, avec un peu moins de précipitation légale, devenir une certitude !

Vous avez répondu, je m'assure, et vous conclurez comme moi, que, dans un sujet aussi grave, la première nécessité qui s'impose est celle d'une assiette solide à donner au seul jugement compétent, celui du médecin. La durée, le nombre des séances doivent être subordonnés à cet objet, et non pas celui-ci à des convenances d'un autre ordre.

Telle est, messieurs, la réforme absolument nécessaire pour laquelle nous réclamons le concours de votre adhésion : transformer pour le médecin, en droit et en pratique obligée, l'exploration ophthalmoscopique de tout œil qui n'a pas démontré immédiatement l'intégrité de fonctionnement de sa vue (1).

Si nous ne craignions point de franchir les limites de notre droit d'investigation dans de telles matières, la réforme partielle dont nous vous soumettons le projet pourrait prendre sous notre plume de bien autres proportions.

Quelles réflexions, en effet, ne devrait pas suggérer à un esprit non prévenu, et mis pour la première fois en présence de ce mécanisme de juridiction administrative, appelé conseil de révision, l'association dans un même article de loi de ces deux termes contradictoires : d'une part, pour objet de délibération ou plutôt d'arrêt, une question de physiologie normale ou pathologique ; et, en regard, l'absence dans ce tribunal souverain de tout élément ayant une notion quelconque dans cette branche de la science !

Véritablement, n'était la puissance de l'habitude et des traditions sur nos esprits, rien de plus effrayant que des arrêts sans appel formulés dans de telles conditions, si ce n'est peut-être la rapidité de leur succession.

Qu'un tel établissement, reposant sur de pareilles incompatibilités, ait pu parcourir trois quarts de siècle sans s'écrouler, c'est une circonstance que nous pouvons, messieurs, enregistrer à l'honneur du corps médical militaire. C'est son influence, à la fois savante, pratique et surtout droite, qui a pu seule maintenir en apparente union des éléments aussi discordants.

Oui, c'est à la science seule, s'énonçant avec conviction et autorité, comme l'exprime excellemment le Conseil de santé, que cet édifice, construit sur deux incompatibilités, doit assurément d'exister encore.

La preuve en éclate dans ces cas de doute ou d'incertitude,

(1) L'amblyopie n'a point pour unique caractère subjectif le seul affaiblissement de l'acuité visuelle. Suivant ses origines et sa forme actuelle, elle présente ou peut offrir un certain nombre de symptômes dont la déclaration par l'appelé doit attirer (au point de vue amblyopique lui-même) toute l'attention du médecin-expert, et faire diriger le jeune sujet sur le cabinet ophthalmoscopique. Nous citerons pour mémoire les plus communs de ces signes subjectifs : l'hémiopie, la réduction périphérique ou excentrique du champ visuel superficiel, la photopsie (spectres oculaires), l'héméralopie, la nyctalopie, l'hyperesthésie rétinienne, le daltonisme, etc.

auxquels, dans le passage précédent, fait allusion le Conseil de santé. C'est dans ces cas que le caractère extra-scientifique du personnel composant le tribunal se manifeste avec ses attributs réels. Quand le médecin hésite, que voyons-nous prédominer dans la délibération rapide, spontanément soulevée : ou une opinion de sentiment formellement, nettement, formulée par des autorités habituées, tant par nécessité que par raison d'État, à trancher toute difficulté ; ou bien, en opposition avec elles, quelque suggestion plus timide, dont, nous devons le dire, la racine a trop souvent surgi du terrain électoral ou du patronage cantonal.

Quoi qu'il en soit, l'institution s'est soutenue ; mais, personne ne le peut nier, sous la seule autorité de la loyale valeur du témoignage médical. Enregistrons cet honneur, messieurs ; nous sommes entre nous, et l'opinion publique a d'autres soins à poursuivre.

Mais qu'il nous soit permis de faire remarquer que cette médaille d'honneur — à frapper encore — a son revers : la responsabilité morale ; et que, soit comme citoyen, soit comme médecin, nous aimerions à la voir plus étendue, plus partagée.

Or, la brèche que nous vous invitons à ouvrir dans le mécanisme en question, par l'adjonction au Conseil d'un expert chargé de l'ophthalmoscopie, en faisant un pas de plus, il serait possible de la transformer en une organisation complète, et surtout rationnelle ; ce serait d'y ajouter un troisième membre, en supprimant le Conseil lui-même. L'objet de la décision est exclusivement scientifique : exclusivement scientifique doit être le tribunal.

Pour réformer, indirectement il est vrai, les décisions des conseils de révision, sur quel mécanisme repose la loi actuelle? Sur les conseils de réforme institués près des divisions militaires. Et comment sont formés ces conseils, fonctionnant à deux degrés? De médecins exclusivement. L'opération s'appelle visite et contre-visite.

Eh bien ! pourquoi le premier degré de juridiction serait-il autrement constitué? Pour répondre aux principes généraux de la justice civile, établissez-y également deux degrés; conservez pour l'un et pour l'autre la publicité des délibérations. Tous les intérêts ne seront-ils pas alors sauvegardés? Une objection cependant peut-être faite encore. Dans un tribunal ainsi composé, quelle part faire à l'intérêt civil, quelle part à l'intérêt militaire ? Cette question, messieurs, nous paraît plus simple à trancher aujourd'hui que sous l'empire de l'ancienne législation. Jadis, quand la classe annuelle se trouvait divisée en deux portions plus ou moins égales, l'une appelée au service, l'autre définitivement exonérée, l'administration civile pouvait se croire obligée à un devoir de protection vis-à-vis de la population, contre les exigences présumées de l'autorité militaire, avide de s'emparer des plus beaux hommes, à l'exclusion des plus chétifs. Mais aujourd'hui chacun, sans exception, étant appelé à servir, a intérêt à le faire dans les conditions de la plus parfaite application de ses qualités personnelles. Et comme cet intérêt est le même du côté de la société, recruteurs et recrutés ne peuvent maintenant obéir qu'aux mêmes principes dans leur appréciation de la loi et de ses modes d'application. Il n'y a plus dès lors conflit, même apparent, entre l'intérêt civil et l'intérêt militaire, mais seulement une question de classement à résoudre.

D'ailleurs, à ce dernier point de vue, rien ne serait plus simple que de répondre aux préoccupations qui pourraient subsister encore, en réunissant dans chaque tribunal médical l'élément civil et l'élément militaire. La confraternité scientifique dominant en de tels conseils, ne tarderait pas à en faire un tout d'une inattaquable homogénéité.

Nous n'énonçons ici que des vues très-sommaires, mais dont tout médecin, ayant expérience de ces matières, appréciera, nous nous en assurons, la chronique opportunité. Quant aux détails de leur mise en œuvre, des commissions spéciales y pourvoiront avec facilité. Le dernier chapitre que nous allons traiter devant vous leur en aplanira, nous l'espérons, les voies.

VIII

Des conditions visuelles à exiger dans les différentes catégories du contingent annuel, et particulièrement dans l'armée territoriale et le volontariat d'un an.

Les développements donnés aux chapitres qui précèdent répondent d'avance à la première partie de cette question générale que devra être appelée à régler dans ses détails une commission spéciale. Nous ne nous y arrêterons pas. Mais ce que nous ne saurions passer sous silence, ce sont les éléments d'aptitude visuelle à déterminer en ce qui concerne l'incorporation dans l'armée territoriale et l'admission, soit dans le volontariat d'un an, soit dans les écoles spéciales militaires. Nous ne parlons pas de la réserve, dont les obligations de service sont de même ordre que celles du service actif, et qui ne présente avec ce dernier, au point de vue qui nous occupe, qu'une différence pratique, à savoir : la grande latitude de temps offerte pour l'examen et la classification dans les différentes armes.

Il n'en est pas tout à fait de même de l'armée territoriale pour laquelle l'âge de l'effectif introduit, dans certains cas, des élé-ments nouveaux non visés par la circulaire. Nous voulons parler de l'influence exercée par la presbytie sur l'hypermétropie de 1/6, admise par le conseil de santé dans le service armé, mais qui, après la trentième année, peut devenir, si l'on proscrit le port des lunettes dans le rang, incompatible avec ce service.

Nous en dirons autant des modifications apportées par l'âge dans l'état de la vue du myope. Suivant que l'élongation de l'œil sera arrêtée ou non dans sa marche progressive, l'âge aura exercé sur la portée de l'acuité de la fonction une influence favorable ou contraire. Dans l'incorporation de ce groupe important — dans les villes — par le nombre, l'étendue des intérêts bouleversés, il est nécessaire de procéder sûrement, c'est-à-dire la mesure la plus rigoureuse à la main. Heureusement, l'administration a ici tout le temps voulu devant elle ; les conseils de révision, dans ce cas, peuvent et doivent être formés d'éléments permanents et plus spéciaux que ceux créés par la loi ancienne. C'est dans cette application qu'une rénovation absolue trouve une indication précise et un mécanisme tout tracé dans la règle qui préside à la formation des conseils de réforme et se base sur deux jugements, visite et contre-visite, rendus cette fois par juges compétents.

Volontariat d'un an ; cadres. — L'introduction dans la composition de l'armée de l'institution du volontariat d'un an pose des questions absolument nouvelles et ouvre la porte à des aperçus qui ne semblent pas avoir encore frappé tous les esprits. Cette institution, en effet, est fort différente, dans son principe et dans son objet, de l'ancien engagement volontaire. Ce dernier, sauf sans doute plus d'une brillante exception, ne paraît pas avoir acquis dans l'armée toute la considération que son titre semblait comporter. (Nous ne parlons pas ici, bien entendu, des engagements dus au sentiment patriotique dans les grandes crises de la défense du pays menacé.) Le nouveau volontariat, au contraire, au lieu d'un personnel plus ou moins déclassé et pour lequel le service militaire devenait une sorte de refuge final contre la misère ou pis encore, apporte à l'armée une population entière, neuve, intelligente et présentant déjà un capital acquis d'instruction préalable, du même ordre, au degré près, que celui sur lequel se fonde le recrutement immédiat des cadres.

Or, messieurs, ce côté nouveau du volontariat, l'instruction acquise associée à la jeunesse vraie, celle qui, sortant de la famille ou des maisons d'éducation publique, n'a pas encore vécu, offre un objet important à considérer au point de vue de l'intérêt public, tout autant qu'à celui même de cette classe intéressante ; et je dis intéressante, non par faiblesse de caste, mais au rapport économique. C'est là le point qui doit le plus nous préoccuper aujourd'hui et que je vous demande la permission de développer devant vous.

Vous avez entendu, messieurs, non sans surprise, les Allemands se vanter « du nombre de myopes que renferme leur immense armée », se montrant fiers et non pas humiliés de la présence de lunettes sur tant de nez. Et cependant on ne saurait les considérer comme indifférents à la tenue. Si nos renseignements sont exacts, l'introduction dans notre armée du col qui a étranglé tant de générations militaires n'était qu'une imitation empruntée à la roide attitude des armées du Nord, lors des premières guerres de ce siècle.

Ce n'est donc pas par insouciance pour la belle tenue que nos voisins acceptent les lunettes dans les rangs de leur armée; ce n'est pas non plus uniquement pour accroître son effectif en ramassant tout ce qui est en état de marcher; non; c'est que ces myopes sont leurs sous-officiers, et même leurs officiers d'élite.

Des statistiques aussi nombreuses qu'irréfutables ont inscrit sur le tableau de la science les propositions suivantes :

a. L'œil du myope ne se manifeste point tel à la naissance; la myopie est une maladie acquise.

b. Cette maladie ne s'acquiert point, ou presque point, dans les campagnes (les statistiques anciennes des conseils de révision n'y fournissent point au delà de 1 à 2 pour 1000 d'exemptions pour myopie).

c. Le chiffre proportionnel de la myopie dans la population, et le degré lui-même de la myopie s'élèvent avec le degré des études.

d. S'il n'y a pour ainsi dire point de myopes là où n'existent point d'écoles, par contre il n'existe pas d'écoles sans myopes.

e. Relativement peu nombreux dans les écoles de village (1,4 pour 100), ils le deviennent *huit* fois plus dans celles des villes (11,4 pour 100).

f. Dans ces dernières, la proportion des myopes s'élève avec le degré des écoles. Voici les chiffres :

Écoles primaires...................	6,7 pour 100
Écoles moyennes....................	10,3 —
Écoles normales (établissements d'instruction secondaire)..................	19,0 —
Gymnases (établissements d'instruction supérieure).....................	26,2 —

g. Dans toutes ces catégories, d'ailleurs, le nombre et le degré s'élèvent avec le degré des études.

Le travail *de près* est donc le fait déterminant de la production de la myopie; et s'il y a une logique au monde, le degré de l'instruction devant être d'une façon générale plus ou moins proportionnel avec le temps consacré à l'acquérir, on pourra sans trop de témérité apercevoir une certaine solidarité entre le degré de savoir d'une population et le nombre de ses myopes.

D'ailleurs, et à un autre point de vue, ce que nous révèlent les relevés statistiques les plus incontestables, l'analyse du mécanisme même de la production du staphylôme postérieur ou de la myopie progressive ne nous le démontre pas moins sûrement. Sous l'influence prédisposante d'une insuffisance primitive des muscles droits internes, et sous celle déterminante de la convergence soutenue des axes optiques, dans la vision de près, nous voyons se produire d'abord un excès de pression, exercée d'une façon plus ou moins constante sur le contenu du globe, puis à sa suite, le ramollissement des membranes profondes et leur ectasie consécutive. C'est le staphylôme, c'est la myopie progressifs.

Et que l'on ne nous objecte point que ces statistiques sont allemandes, et que la prédisposition à l'insuffisance des muscles droits internes est une simple affaire de race due au plus grand écartement des yeux. Cet élément anatomique peut, à la vérité, exercer une influence, mais seulement sur le chiffre qui en exprime le coefficient.

A côté de cet élément figure celui du nombre des écoles, et nous le recommandons, à un autre point de vue, à nos gouvernants.

D'ailleurs les relevés russes, exécutés sur de très-grands nombres, conduisent exactement aux mêmes résultats; et le petit nombre de ceux faits en France y sont également conformes. Nous avons eu connaissance de relevés pris sur des promotions de l'École polytechnique, très-peu distants (vers les 30 pour 100) de ceux des Universités d'Allemagne.

Il est donc incontestable que, dans une population donnée, le nombre des myopes et le degré de la myopie sont en rapport constant avec le degré de sa culture intellectuelle.

D'une façon sommaire, on peut dire que, sur le nombre total des appelés *plus ou moins instruits*, les myopes peuvent figurer dans la proportion du dixième au cinquième; et sur celui des *très-instruits* peuvent monter au *tiers!* Il n'est pas à croire que

l'armée renonce délibérément à la possession d'un tel élément
de force dans ses rangs.

La question d'ailleurs n'est pas absolument nouvelle, et la
nécessité d'admettre dans le service militaire des myopies de
degrés élevés s'est imposée déjà d'elle-même dans le passé,
comme en témoigne la mesure qui a admis à porter des lunettes les officiers de nos armes savantes. Mais ce privilége,
acquis à nos Écoles polytechnique et d'état-major, ne doit plus
être renfermé dans d'aussi étroites limites, et une somme de
connaissances, de plus en plus élevées, devient aussi nécessaire
aujourd'hui, non-seulement aux officiers de ligne, mais même
aux sous-officiers de toutes armes, qu'une excellente portée
visuelle est indispensable au simple soldat. Si ce dernier, de
par les progrès sans cesse croissants de la portée des armes à
feu, se voit appelé à surveiller des zones chaque jour plus
étendues, ou à viser à des distances inconnues jusqu'ici, le rôle
de l'officier n'a pas à suivre une progression moins continue.
Sa vue, d'une part, doit s'accroître aussi, dans des proportions
nouvelles, pour pouvoir s'accommoder au rayon toujours croissant des territoires ouverts à l'obus; et ce perfectionnement ne
peut être que l'effet de la science appliquée. Il doit devenir de
jour en jour plus familier avec l'usage des instruments d'optique, connaître les conditions de leur adaptation à ses propres
organes; la géodésie courante, l'art nouveau de la télémétrie,
deviennent ses plus importantes fonctions.

Théorie et pratique en ces matières viennent donc modifier
et élargir, non moins que la connaissance des langues, de l'his-
toire et de la géographie, les devoirs et la mission de l'officier,
et conséquemment les conditions d'aptitude à l'épaulette.

De telles révolutions dans l'art de la guerre en entraînent
nécessairement d'adéquates, tant dans la composition des
cadres que dans les éléments de leur recrutement. Or, l'ac-
quisition de toutes ces qualités nouvelles est grevée, ainsi que
nous l'exposions à l'instant, d'un coefficient fatal de myopie.
Il est donc inévitable que, de jour en jour, les cadres de notre
armée aient à s'ouvrir à un nombre relativement plus grand de
myopes (au moins jusqu'à ce que l'hygiène scolaire ait triomphé
de la marche progressive de la myopie).

Cette argumentation nous conduit donc tout droit à l'ouverture officielle d'une porte à la myopie, dans l'armée active, et même dans sa portion la plus à considérer.

Si l'institution du volontariat d'un an a un sens, il nous paraît que son objet est, non-seulement d'affranchir, au point de vue des intérêts sociaux ou de la production générale, la proportion suffisamment instruite des classes, mais encore de se former, en une ou deux années, une réserve de degré supérieure, et toute prête à constituer des cadres ; et l'avantage offert, par une récente circulaire, d'une épaulette dans l'armée territoriale au volontaire ayant fait deux années de service, et justifiant d'une instruction déterminée, autorise assurément cette appréciation.

Il résulte de là que la création de compagnies de volontaires appelés à la vie du dépôt jusqu'à leur passage d'emblée dans des cadres établis sur le degré d'instruction, entraîne avec elle l'admission, dans les rangs de ces compagnies, d'un degré de myopie plus ou moins marqué, comme serait par exemple un *huitième* ou un *douzième*. Le rôle de l'officier étant bien moins celui de vigie oculaire que de vigie intellectuelle, et d'autre part, un officier ayant toujours à côté de lui quelques yeux plus aigus pour l'exercice de la fonction matérielle ; ajoutons enfin que, s'il est détaché en service isolé, il peut emprunter tous les secours d'une optique éclairée, mise à sa portée par l'industrie spéciale au sujet.

Désormais, au lieu de repousser du volontariat et d'admettre dans le service actif la myopie plus ou moins faible, ce serait directement le contraire qu'il serait prescrit de faire : repousser du service armé simple la myopie, quel qu'en soit le degré, et ouvrir à la myopie de 1/12, et peut-être même de 1/8, les rangs du volontariat d'un an, pépinière des cadres de l'avenir.

Conclusions.

En résumé, nous proposerons à l'Académie de discuter et de résoudre les points suivants :

1° Émettre le vœu que le département de la guerre veuille bien faire déterminer par des commissions spéciales : *a.* Le coefficient d'acuité visuelle au loin indispensable pour le service actif ou armé du simple soldat; *b.* le degré de l'anomalie de réfraction, par excès ou par défaut, correspondant, lors de l'usage de l'œil nu, à ce même coefficient d'acuité visuelle au loin; *c.* le degré d'imperfection, sous ces deux rapports, conciliable avec le service actif dans les catégories spéciales des écoles militaires, puis du volontariat; *d.* la fixation des éléments analogues pour les services accessoires de l'armée active et de l'armée territoriale;

2° Remercier l'administration de la guerre de la libéralité avec laquelle, dans les dispositions que nous avons citées, elle ouvre une porte pour l'examen scientifique médical des cas douteux, avec adjonction des lumières spéciales, qui pourraient être réclamées par les médecins experts;

Mais, en même temps, considérant l'infériorité absolue de toutes les méthodes anciennes de diagnostic et de mesure, comparativement à la méthode ophthalmoscopique, considérant en outre que, dans une proportion moindre qu'un centième des cas soumis à cet examen, toute simulation ou dissimulation se voit à l'instant dévoilée par cette méthode,

Prier l'administration de la guerre de transformer en règle générale obligatoire la tolérance introduite déjà par elle de l'examen ophthalmoscopique de tout sujet accusant ou laissant supposer une diminution quelconque d'acuité visuelle au loin; à cet effet, ordonner la mesure simultanée avec celle de la taille, de l'acuité visuelle du sujet à distance, et dans l'absence de réponse positive, en tel cas décisive, renvoyer séance tenante l'appelé par devant un conseil médical supplémentaire, chargé des examens ophthalmoscopiques et fonctionnant simultanément et parallèlement aux opérations du conseil.

PARIS. — IMPRIMERIE DE E. MARTINET, RUE MIGNON. 2.